家安心安

新冠肺炎疫情下的家庭心理自助手册

方晓义◎主　编

蔺秀云◎副主编

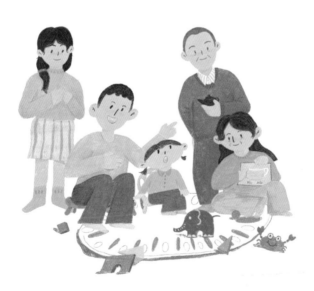

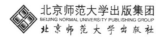

北京师范大学出版集团
BEIJING NORMAL UNIVERSITY PUBLISHING GROUP
北京师范大学出版社

家安心·安

新冠肺炎疫情下的
家庭心理自助手册

主编团队

主编： 方晓义

副主编： 蔺秀云

编委：（按姓氏字母顺序）

程虹娟	贺 琼	胡 楠	琚晓燕
李晚平	石微子	舒莎珊	王海平
张锦涛	周含芳	宗 毅	

更多北师大家庭治疗研究资讯
请扫描上方二维码

电话：010-58804477
地址：北京市海淀区新街口外大街 19
号北京师范大学后主楼 1530

更多婚姻家庭经营秘诀
请扫描上方二维码

预约咨询热线：010-62279199
地址：北京市海淀区学院南路 12 号北京
师范大学南院京师科技大厦 A 座 510

主编团队的抗疫经历

1、2020 年 2 月 5 日~10 日，以教育部高校学生心理健康专家指导委员会的名义组织策划了"疫情高校心理援助热线"和"大学生心理应激与应对"两个系列的网络培训直播课程，先后有京师在线、光明网、教育部大学生在线、新浪网、快手、抖音等平台加入直播，累计观看人次 1440 多万人次；

2、以中国教育学会学校教育心理学分会的名义，为光明社教育家杂志组织"心理战疫"专栏 12 篇文章，主编团队撰写《家庭是应对疫情心理应激反应的第一场所》《疫情发生后学生心理应激反应的自助方法》的两篇文章得到"学习强国"平台转发；同时，组织撰写了《给全国中小学生的倡议书》和《给中小学心理健康教育教师的倡议书》，由中国教育学学会网站发布；

3、作为专家组成员，参与教育部华中师范大学心理援助热线平台的相关工作；

4、参与教育部中小学心理健康专家指导委员会的有关工作；

5、组织编写《家安心安：新冠肺炎疫情下的家庭心理自助手册》，2020 年 3 月 5 日免费电子书上架，新书发布消息相继被"学习强国"、新华社转发，截至目前，免费电子书阅读量已达 11 万次。

　　2019 年岁末，一场突如其来的新型冠状病毒肺炎（Corona Virus Disease 2019，COVID-19）疫情在神州大地上肆虐开来。中国疾控中心网站显示，截至 2020 年 4 月 7 日 24 时，全国已有累计 83071 例确诊病例（含港澳台），海外累计确诊超 112 万例（数据来自国家卫健委和各省卫健委通报）。经过全国人民两个月的协力奋战，多地已传来确诊病例清零的好消息。但海外疫情形势仍然十分严峻，确诊病例日增长数字还在不断攀升。中国防控境外疫情输入的措施不断升级加码，战"疫"仍在继续。新型冠状病毒肺炎通常的临床表现是发热、干咳、乏力等，重症患者还会出现急性呼吸窘迫综合征、脓毒症休克、难以纠正的代谢性酸中毒和出凝血功能障碍，甚至多器官功能衰竭等。该病毒潜伏期为 1~14 天，多为 3~7 天；主要经呼吸道飞沫和密切接触传播。

更为严峻的是，由于是新型病毒，人类一开始对其知之甚少，尽管包括我国科学家在内的各国科学家都在加班加点地研制疫苗和治疗药物，但到目前为止尚未发现治疗这种病毒的特效药物（国家卫健委办公厅，2020）。

　　一时间，所有人的正常生活被严重打乱，原本祥和喜庆、万家团圆的春节假期也变得冷冷清清。面对这次重大突发公共卫生事件，人们通过少聚集、少出门、戴口罩、勤洗手、勤通风等方式，居家隔离，尽量做好各自的健康防护，有效确保控制传染链条。同时，因为疫情及其导致的生活的变化，每个人的心理也遭受着巨大的冲击：这些病毒离我有多远？我是不是会被感染？我该怎么保护自己和家人？如果我不幸感染，我该怎么办？……相信很多人都曾有过这些疑问，曾经历或正在经历着这些担忧。面对这场突发的疫情，人们可能还会出现各种情绪和行为问题。在疫情暴发最初时，人们可能会感到意外、震惊、恐慌和不解；疫情持续时，又会悲观、愤怒、焦虑，还可能会麻木、心力交瘁；而长期隔离生活会让人感到单调无聊、丧失意义，产生对未来的失控感，还有可能因为生活规律被打破而产生一些睡眠问题（如睡眠不足）、各种生理上的不适（如不明原因的头痛、晕眩、胃痛）等等。这些身心问题给人们造成了巨大的困扰。

面对突发的疫情，习近平总书记多次对防控新型冠状病毒肺炎疫情作出重要指示，要把人民群众生命安全和身体健康放在第一位。各地迅速启动公共卫生事件应急预案一级响应，全国人民和各行各业都迅速投入到疫情防控的艰巨阻击战中，迸发出巨大力量。成千上万的医护人员从全国各地驰援武汉、湖北各地，战斗在抗疫第一线；科研人员争分夺秒地解析病毒、找寻病原、探索传染方式、研发药物和疫苗；各级政府和基层组织坚守岗位、勇于担当，各种限制人员流动、阻断疫情扩散的"硬核"做法广泛流传于网络和朋友圈；企业单位开足马力，全力保障医疗资源的生产和供给；世界各地华人买断当地口罩、踊跃捐助的感人事迹不时见诸新闻报道……

伴随这些措施的实施，疫情蔓延的情况得到了有效的控制。社会生活和个人生活的方方面面开始逐渐有序地恢复。人们关注的焦点开始从由疫情引发的对健康安全的关注转移到由疫情引发的其他方面，由疫情引发的心理应激反应将会逐渐凸显。系统地理解疫情下个体的应激反应，掌握识别和应对应激的各种自助方法，对于疫情中的每一位个体成功应对疫情、顺利度过这个特殊时期有着重要的意义。疫情当前，全国人民众志成城，减少外出，宅在家里，有效控制病毒的传播和扩散。家庭也随之成为应对新冠肺炎疫情心理应激反应的第一战场。心理学研究发现，家庭和谐、家人相互支持是个体创伤恢复、心理弹性提升的重要资源，家人的帮助能显著减少个体的不安全感、无助感和无意义感。每一个个体能积极自我调节、家庭成员间有效互助，共同应对疫情给我们带来的消极反应，将对整个疫情的联防联控，乃至社会稳定，生活、学习、工作秩序的恢复，都具有重要意义。下面，让我们一起了解一些有关心理应激的知识，以及识别应激反应的方法。

目 录

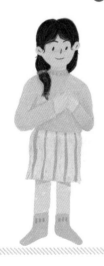

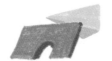

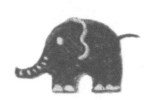

第一章

疫情引发的心理应激反应

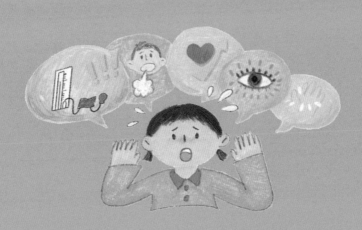

心理应激反应及其表现

心理应激反应是个体在面对各类紧张性刺激物（如当下正在发生的新冠肺炎病毒）时，大家普遍都会出现的一系列包括生理、心理、情绪和行为上的综合变化。

1. 生理反应

生理反应主要表现为个体的自主神经系统兴奋、脑垂体和肾上腺皮质激素分泌增多、血糖升高、血压上升、瞳孔放大、心率加快、手心出汗和呼吸加速等。这些变化使身体在极短的时间内处于一种充分准备的状态，从而做出或"战"（去解决问题）或"逃"（忽视或者逃离危险）的反应。

历史上李广射石虎的故事就是典型的"战"的例证。据司马迁所著《史记》里面的故事描述，李广在一次晚上巡逻时，

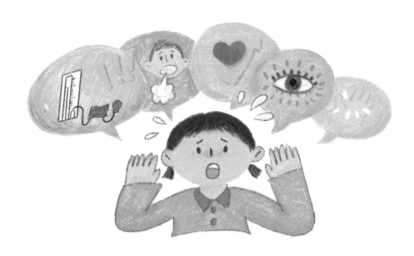

突然发现草丛中卧着一只"老虎"，似动非动。危急关头，李广让士兵们闪过，拉弓搭箭，"嗖"的一声正中老虎。之后，李广策马上前察看，不禁大吃一惊，原来所射并非真虎，而是虎形巨石。仔细一看，箭已入石。这时跟随的兵士们围拢过来且赞叹不已。于是李广又回到原处上马重射，自觉比之前更加用力，可是连射数箭，都未能入石。（原文："广出猎，见草中石，以为虎而射之，中石没镞，视之石也。因复更射之，终不能复入石矣。"）

这一故事形象地说明，个体在危急情境的应激状态下会爆发出巨大的潜力。而现实生活中，面对巨大危险，有人会因为事发突然而呆立当场，或惊慌失措做出不恰当的反应。如在这次疫情中，一男子携家人在湖北封城当日快速出城，投奔远在外地的母亲，结果导致其母亲感染新冠肺炎（北京日报，2020），这就是个体在应激下应对失当的结果。需要说明的是，"回避和逃离"听上去似乎有些消极，而且在上述案例中，也产生了不好的结果，但有时候，它也会让人类获得更多的生存机会，比如在战争爆发时，大量民众就会选择逃离家园。

2. 心理反应

与生理反应相比，心理上的反应相对更为持久、广泛，往往包括个体在面临刺激源时发生的一系列情绪、认知和行为层面上的多重变化。

▶（1）情绪反应

情绪反应的积极方面是，个体的情绪体验会更加敏感，可对外界环境的细微变化做出快速反应。动物在面对可能的危险情境时，一旦有风吹草动，它们就会提高警惕、竖起耳朵、抬起头来观察周围的环境。但当刺激源长期存在、个体压力过大或持续时间过长时，个体会表现出过分的紧张、焦虑和担忧以及随之而来的失眠等。例如，哪怕过去的二十多天一直都安静地待在家里，仍然总是将身体上的任何不适都与新冠病毒肺炎联系起来，总担心自己或家人会感染新冠肺炎，等等；或经常因为一点点小事就烦躁、愤怒并大发脾气；有些严重的个体还长时间沉浸在恐惧、自责（如有的人身边并没新冠肺炎病例，仍然不断地为没有提前储存足够的口罩和消毒液等物资感到遗憾和后悔）和抑郁等不良情绪中。

▶（2）认知反应

认知反应的积极方面在于，能够让个体更加警觉并将注意力集中在应激源上，从而较少受到其他事情的影响。例如，许多人每天眼一睁就会去关注疫情的发展变化、自己所在城市有无新增病例等信息。对危险信息的及时了解有助于我们有效地做好防范工作，但不利的方面在于个体在压力过大时会出现"认识狭窄"，表现为选择性注意。例如，一些人只关注与疫情相关的新闻，持续上网收集与疫情相关的信息等。注意力无法集中（如无心思考与疫情无关的其他事情）、记忆力和思考能力下降，很难全面理性决策等现象（如，满脑子都是与疫情防控、危害有关的内容，理性思考和决策能力受到严重影响；对同一个简单的问题反复思考、犹豫不决，很难做出判断和决定）。

疫情期间，"吃维生素 C 防病毒""喝白酒能消灭病毒"等信息在朋友圈和家庭群中风行一时。为何人们会轻信这些消息？一方面，这种轻信与"幸存者偏差"有关。幸存者偏差是指，人们往往基于片面的信息就做出判断的现象。例如，有些患者吃了维生素 C 康复了，而同时也有些患者不幸死亡了。大众很容易听到幸存者的描述，却无法接触到逝者的言语。因此，人们获取的信息多来自幸存者，是有偏差的，而根据这些有偏差的信息做出的判断（吃维生素 C 能治愈新冠病毒肺炎）自然是不准确的。另一方面，也和一些人脑中充满了疫情信息，被各种情绪控制，不能有效地进行理性、全面思考有关。明白了这一点，才会让我们在面对繁杂的信息时，做出准确的判断，并抵制谣言。

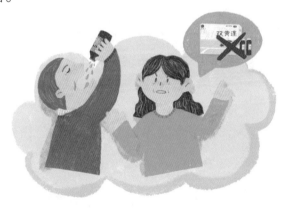

▶（3）行为反应

行为反应的积极方面是，由于体内肾上腺素等激素和血糖的作用，个体脑部和骨骼肌的血流明显增加，使得个体身体处于警觉和准备状态，在短期内能快速地采取行动。在此次疫情期间，战"疫"一线的医护人员为了尽快救治病人，争分夺秒，戴着并不舒适的口罩和护目镜，穿着厚重的防护服，专注在临床救治工作中，他们经常会忘记吃饭、喝水，只有坐下来休息时才发现自己已满身是汗，这也是应激促进个体反应的例子。但另一方面，有些个体也会感到坐立不宁、焦躁不安，面对突然延长的假期不能有效地做出迅速调整和应对，惶惶度日，荒废了大好的时光；一些个体会不停地洗手、测体温、不断打扫屋子，给家庭环境过度消毒，试图通过这种简单重复、强迫行为获得更多的安全感；一些人为了应对疫情在家中囤积了大量的食物、酒精等生活用品，一定程度上引发了周围人的群体恐慌；还有一些人可能表现出一些退行行为（如咬指甲、抠手指等）和回避类行为（如表现出对任何事情都提不起兴趣、经常发呆、动作迟缓等）。

相较于成人，儿童青少年还可能出现一些特殊的心理应激反应。

年龄较小的学龄前（0~6 岁）孩子并不能正确理解疫情的相关知识，但他/她会敏感地感受到抚养者（照顾人）的情绪反应，家长的焦躁不安、担忧和愤怒等不良情绪会让他/她也表现出相应的情绪反应。他们可能会用吸手指，甚至是尿床的方式表现自己的焦虑和压力。一些孩子的饮食和睡眠习惯也可能会变得不再规律。此外，有的幼儿可能会表现出暴力、多动、回避行为、违抗行为和语言障碍，以此来获得父母额外的关注。

小学阶段的儿童（6~12 岁）可能会害怕去学校，或者不再愿意与同伴玩耍，在学习时可能会表现出很难集中注意力、学业出现困难等等现象。此外，有些儿童可能会表现出一些退行行为，如要求父母喂饭或者帮助穿衣等。

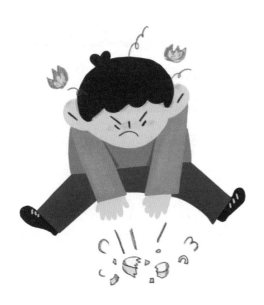

中学阶段（13~18 岁）的青少年由于正处于快速发展的青春期发展阶段，更加敏感，情绪也更加起伏不定，因而，应对传染病暴发而产生的焦虑和压力这一任务，对他们提出了更大

的挑战。一些人会出现否认自己的真实体验和反应（如对家长的关心只会回应"我不担心，我没事"），或在担忧不安时保持沉默（如拒绝与家人进一步的交流），身体上会出现一些莫名其妙的疼痛或不适。还有些青少年可能会在家庭和学校中变得比较不安和反抗，喜欢与人争论，不服从规则和管教等。他们中的一些孩子甚至还会出现一些物质成瘾行为（如饮酒或酗酒等）和网络沉迷行为（如沉迷各类线下、线上游戏等）。

需要注意的是，无论是你自身或身边的家人，一时出现上述的任何一种或多种状态或行为都是正常的，都是个体面对应激时的自然反应。出现这些反应并不说明一个人心理脆弱、不够坚强，这与胆小、软弱无关，更不能说明他 / 她不够勇敢。实际上，应激反应是刺激物同个体自身的身心特性交互作用的结果，不仅仅由刺激物引起，还与个体对应激源的认识、个体处理应激事件的经验等有关。只要我们能正确地认识了解这些反应表现，有意识地采用适当的方法进行调整，就完全有可能将这些反应调节到可控范围。

心理应激反应的
发展阶段

　　尽管上述的心理应激反应非常普遍，但当新冠肺炎疫情这一突发危机事件超过了自己的应对能力，引发个人持久的恐惧和无助感时，可能就会导致心理危机。在危机状态下，个体的日常生活受到严重干扰；日益积累的内心紧张状态还会使个体的思维和行为举止发生紊乱，使个体身心均处于失衡之中。

　　心理应激反应会表现出一定的个体差异，如疫情发生时，一些人可能会惊慌失措、无心工作；而另一些人则沉着冷静、积极调动专业资源帮助他人应对疫情。大量心理学研究发现，个体应对疫情的应激反应进程与遭遇其他自然灾害情景（如地震等）类似，也是一个逐渐发展的过程（樊富珉，2003）。如图 1-1 所示，通常的心理应激反应会经历以下四个阶段。

阶段 1: 冲击期或休克期

这一阶段主要在疫情突发当时或不久之后，个体主要感到震惊、恐慌、不知所措，随后还可能会出现意识模糊、判断力下降、大脑一片空白等现象。这是因为在疫情刚发生时，为增加对疫情状况的了解，人们会不自觉地时刻关注与疫情有关的信息，短时间内高强度地接触大量与疫情相关的负面信息，这会引起个体对于疫情的恐惧、担心，进而使人处于高度紧张的状态中。当个体长期处于这样的紧张状态后，其心理资源很快会被消耗殆尽，又开始对疫情信息感到莫名的不耐烦、麻木。而且，过度关注疫情影响人群的痛苦也会使个体感到烦躁不安、兴趣下降，甚至出现空虚、无意义感等"共情疲劳"的现象。

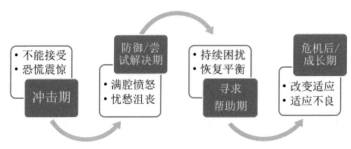

图 1-1 心理应激反应四阶段
（源自 Kubler-Ross, 1969；黄龙杰编译, 2009）

图 1-1 形象地表现了个体心理应激发展的四个阶段。

阶段 2: 防御退缩期或尝试解决期

　　如果疫情的严重程度超过了个体的承受能力或应对范畴，为了缓解焦虑和预防情绪紊乱，恢复心理上的平衡和认知功能，个体会本能地启动包括"心理隔离"在内的自我保护机制。例如，当看到每天新冠肺炎确诊人数快速上升或自己居住的小区出现了确诊病例时，个体会采用否认的方式拒绝承认疫情已经十分严重的现实；或者回避与疫情有关的信息；也可能会通过压抑内心的真实情感，对疫情状况表现出非常木然、无所谓的态度。在疫情期间，大部分人都在居家隔离，长时期足不出户、减少了大量的社交活动，也会一定程度地影响个体的情绪感受和调控能力。其中一些人会经常出现莫名的焦虑、悲伤、个体的生活愉悦感降低、对大部分事物提不起兴趣，甚至会养成抽烟、喝酒、网络依赖等不良习惯。

　　个体在危机状态时并不会一味地防御退缩，也会采取多种策略进行积极的自我调节，尝试应对危机。例如，由新冠肺炎引起的心理危机中，一些人会采用转移注意力、多做运动的方式来应对疫情带来的压力。而随着党中央一系列强有力的疫情防控措施的出台，当疫情在大多数地区得到有效控制，人们收到"每天新增确诊人数逐渐下降、治愈人数和治愈率增加"等好消息时，恐慌焦虑的心情就会逐渐降低，而心理调适机能得到进一步的恢复或增强。

阶段 3: 寻求帮助期

在这一阶段中，个体的求助动机最强，常表现为不顾一切地向周围支持系统发出求助信号，而在当前疫情中，主要是通过表达愤怒来释放这种信号。具体而言，疫情的持续发展，使人们认识到自己原有的方式不能有效地解决问题，这会增加其在应激状态下的紧张、焦虑和恐惧感，具体表现为日常生活中易生气、爱愤怒等。比如，人们会对制造疫情的人或对疫情防治不力的人感到愤怒，或是往往将最能包容自己的人（亲人）作为愤怒对象等。这一现象对于自身或亲友被确定为疑似或确诊为新型冠状病毒肺炎的个体而言尤为明显。这时自身和亲人都需要觉察到愤怒背后的求助信号，因为这些愤怒正在表达："我很担心／焦虑／害怕／无助，你感受到了吗？"

阶段 4: 危机后期或成长期

当疫情得到有效防控或是人们逐渐适应疫情带来的生活、工作的变化后，大多数人经历了上述的前三个阶段可能会变得更为理性，在心理和行为上变得更加成熟，并开始学习、掌握更加有效的问题解决策略。

但也有少数人仍处于应激状态，例如自身或亲友被确诊为新冠肺炎尚未治愈者，或是因采取消极应对方式而使自身出现焦虑、抑郁、进食障碍等精神疾病者，或有酒精依赖、药物依赖等物质滥用行为的患者，他们自身的调节功能无法降低或改善疫情给个体带来的伤害，此时，需进一步寻求心理咨询师或临床精神科／心理科医生的帮助，接受专业的心理治疗。因此，准确地评估自身当前的身心应激状态，显得尤为重要。对于大部分人而言，在面对突发的公共卫生事件时，出现短期失眠、食欲下降或感到焦虑、紧张或悲伤等现象，都是正常的应激反应，我们不必惊慌。而如果持续两周，几乎每天都会出现上述不良症状时，则需要寻求专业医师的帮助。在下面的小节里，我们还会继续介绍更多的如何识别心理应激状态的方法。

疫情期间，为了避免出现交叉感染，可通过互联网平台进行就医，如"微医"公众号等。具体求助信息详见第二章第7节"寻求专业帮助，共同应对恐慌"。

总体来看，在冲击期，大多数人会表现出惊慌失措或是恐惧木僵，只有少数人能保持镇定和冷静。

接下来，在防御退缩或是尝试解决期，大多数人因为生活发生巨大改变，内心的平衡感被打破，向外可能表现为对他人的愤怒或攻击行为，向内表现为忧愁、沮丧情绪增多，而这些都被认为是个体为重新获得内心稳定而采取相关心理策略产生的正常反应。

在寻求帮助阶段，因之前的经验在当前危机中不再有效，个体会试图重新寻求新的应对方案应对危机。在这一阶段如果危机得到解决，个体的心理平衡状态会得到恢复，并有助于获得心理和行为上进一步的成熟和发展；如果个体的危机状态在这一阶段没有得到有效的解决，个体的压力感则会持续增加，进而导致后一阶段的认知功能受损或出现不同的精神障碍或物质滥用行为。

因此，了解疫情发生后心理应激反应的发展阶段，有助于我们识别自身所处的心理应激反应阶段，并能有针对性地采取恰当的策略，应对疫情期间的心理压力。

心理应激反应的
自我评估

如前文所述，面对突如其来的急性应激危险，人类应激反应会自发地出现"或逃跑、或战斗、或木僵"的反应，大多数人的这些身心变化都是正常的，而且随着疫情得到控制，很多人的这些反应也会慢慢消失。但确实也有一小部分人，由于疫情的影响，他们的反应会超出一定的范围，而且，也不会随时间的变化而降低，会继续带来很多不良影响。因此，了解自己和家人疫情期间的心理状态，评估自己和家人是否处于应激状态，对自己和家人的身心健康、平稳顺利地度过疫情期具有重要意义。

1. 心理应激反应的状态评估

每个人对自己的心理应激反应都是可以感知的，也就是说，每个人都可能成为自己最好的心理医生。有的时候，这种感知非常明显、警觉，一下子就能识别出来，但有时也可能会因各种原因忽视或者回避一些应激反应。从某种意义上讲，这也是人类长期进化出来的自我保护的方法之一。

家庭中每个人的身心是相连在一起的，家人一般是个体遇到问题时首先求助的对象，同时由于居家生活的缘故，也让家人更容易觉察彼此心态的变化。

如前文所述，我们可以尝试从心理应激的三个方面进行日常的自我观察，也可以在家庭成员间进行相互观察，并在可能的情况下，与家人沟通确认观察到的状况。我们可以反思自己或观察家人在这一周内是否出现以下情况：

▶ A. 情绪方面

焦虑：控制不住地紧张、担心、害怕自己和家人被感染，总怕自己崩溃。

愤怒：对传染来源、对干预措施的抱怨和愤怒，变得愤世嫉俗。

悲伤：对他人遭遇的不平、传染或死亡感到很难过、很伤感。

无助：感觉自己什么都做不了，做什么都没有用，一次一次地失望。

激惹：变得情绪不稳定，容易生气、发脾气。

内疚：感到自己做错了，或者没有能帮到家人或别人。

麻木：有人变得麻木、冷漠、无表情，又为自己没有人情味心生内疚。

▶ B. 认知方面

注意力不集中，或记忆力减退。

注意力狭窄：只关注疫情相关新闻，反复查询疫情信息，反复讨论疫情的危险性等，选择性注意又会导致信息充斥，压力感扑面而来。

顾虑增多：反复思考、犹豫不决，难以做决定。

负性思维：觉得生命多么脆弱，不堪一击；觉得世界末日到来，难以相信他人和世界，谁都不可信，谁都靠不住。

多疑：总觉得自己可能被感染，对身体各种感觉特别关注，并将身体不舒服与"疫情"联系起来。

▶ C. 行为方面

反复查看疫情消息。

反复洗手、反复测体温；不断地囤积食物、口罩等用品。

也有人表现为发呆、懒言懒语、动作迟钝或逃避等行为。

对待家人没有耐心，引发人际冲突。

开始饮酒、吸烟，或者饮酒、吸烟增加等。

违反社会规则的行为：因恐惧而不愿隔离、隐瞒病史、逃跑；绝望与心理崩溃后的攻击、伤人、报复与恶意传染。

自伤／自杀风险行为。

（引自：吴才智，疫情心理应激的觉察与自我评估）

具体可以通过以下两个表格对自己进行持续的评估。

如果你发现自己或者家人有上述多种反应，先不要着急，因为也有可能是正常人在疫情应激下的正常反应，这些危机反应一般会持续 1～2 周时间。可以通过《心理应激反应的自我评估表（2）》进行持续观测，看看自己每周的得分多少、每一项变化如何。

表 1-1 心理应激反应的自我评估表（1）

指导语 请根据自己或家人的实际情况，评估一下当下的情况。

心理应激反应的主要表现		没有	很少	有时	经常	总是	得分
认知	注意力不集中	1	2	3	4	5	
	丢三落四	1	2	3	4	5	
	难以做出决定	1	2	3	4	5	
	自我评价降低	1	2	3	4	5	
	不合理认知	1	2	3	4	5	
情绪	感情压抑	1	2	3	4	5	
	好发脾气	1	2	3	4	5	
	急躁易怒	1	2	3	4	5	
	情绪过敏	1	2	3	4	5	
	悲观失望	1	2	3	4	5	
行为	拖延	1	2	3	4	5	
	不想或避免学习工作	1	2	3	4	5	
	胆怯	1	2	3	4	5	
	暴食或没胃口	1	2	3	4	5	
	冒险行为增多	1	2	3	4	5	
	与人关系恶化	1	2	3	4	5	
	试图自杀	1	2	3	4	5	
总分：___分　认知___分　情绪___分　行为___分							

（参考：白学军，疫情心理应激的管理与自助）

表1-2 心理应激反应的自我评估表（2）

指导语 请根据自己或家人的实际情况，评估一下当下的情况。

心理应激反应的主要表现		第一周得分	第二周得分	第三周得分	第四周得分	第五周得分	第六周得分
认知	注意力不集中						
	丢三落四						
	难以做出决定						
	自我评价降低						
	不合理认知						
情绪	感情压抑						
	好发脾气						
	急躁易怒						
	情绪过敏						
	悲观失望						
行为	拖延						
	不想或避免学习工作						
	胆怯						
	暴食或没胃口						
	冒险行为增多						
	与人关系恶化						
	试图自杀						
总分：___分　认知___分　情绪___分　行为___分							

　　请重点评估，自己或者家人在这些方面与过去相比是个什么样的状态，如果在这一周内在多个方面都有明显的增加，那就说明可能存在有心理应激反应。

2. 心理应激反应的程度评估

如前所述，每个人在遇到重大灾难时都会经历类似的应激心理反应，但程度却会因人而异，相互之间的差异可能会很大。因此，了解并评估一下自己和家人处于什么样的心理应激状态，能够帮助我们科学、有效地开展自我身心调适。

▶ A. 轻度应激反应

轻度的情绪、认知和行为表现，如紧张、焦虑、坐立不安等，通常不会影响到自己和家人的日常生活或影响较小。

▶ B. 中度应激反应

持续数小时，并影响到自己的躯体、情感和认知功能。如果疫情控制了，上述各种反应会在一周内消失。可观察到的有：生家人的气、在家易激惹、情绪紧张及缺乏工作动力等。

▶ C. 重度应激反应

常影响工作和个人职责的完成，这些反应会持续 4-6 周。可观察到的反应有：长期睡眠困难、自我封闭、烟酒量增加及注意力障碍、自伤或攻击行为等。

（引自：吴才智，疫情心理应激的觉察与自我评估）

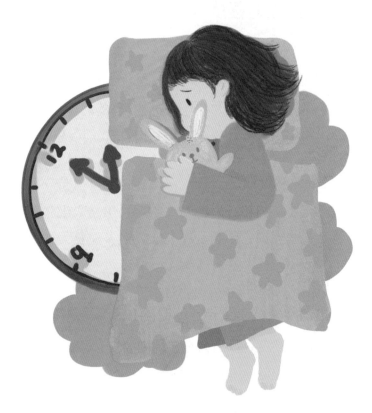

　　了解心理应激反应的发展状态和等级，有助于我们自己评估自身和家人的心理应激反应情况，一方面，我们可以知道每个阶段中的哪些心理反应是正常的，理解和接受"非正常情况下的正常反应"，另一方面，我们可以评估自己或家人的哪些反应需要关注，才可能有针对性地采取恰当的策略去应对和调整。

3. 心理应激反应的量表评估

前面两种方法都是自我评估,不少人还希望可以借助一些专业的心理测试量表或问卷进行自我监测,以了解自己或家人的心理反应到底是什么水平。

常用的、科学简单易操作的心理测评量表有抑郁自评量表(SDS)、焦虑自评量表(SAS)、症状自评量表(SCL-90)等。还有经常用于灾难或危机后的心理健康测查的心理健康自评量表(SRQ-20)(见表1-3),这是世界卫生组织发布的简易快速筛查工具,被《灾难心理危机干预培训手册》收录,作为评估受灾群众心理健康状况的专业工具。

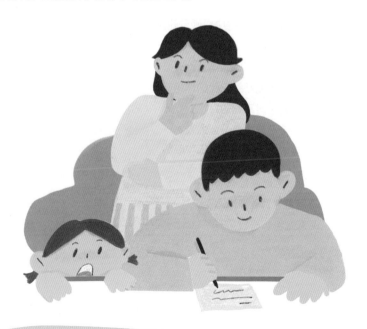

表1-3 心理健康自评量表（SRQ-20）

指导语 在过去 30 天，您可能受到以下一些困扰。如果哪个条目与您的情况相符，并在过去的 30 天内都存在，请选择"是"；如果这个问题与您的情况不相符，或在过去的 30 天内不存在，请选择"否"。回答没有对错之分，如果您不能确定该如何回答某个问题，请尽量给出您认为最恰当的回答。

1. 您是否经常头痛？	A. 是	B. 否
2. 您是否食欲差？	A. 是	B. 否
3. 您是否睡眠差？	A. 是	B. 否
4. 您是否易受惊吓？	A. 是	B. 否
5. 您是否手抖？	A. 是	B. 否
6. 您是否感觉不安、紧张或担忧？	A. 是	B. 否
7. 您是否消化不良？	A. 是	B. 否
8. 您是否思维不清晰？	A. 是	B. 否
9. 您是否感觉不快？	A. 是	B. 否
10. 您是否比原来哭得多？	A. 是	B. 否
11. 您是否发现很难从日常活动中得到乐趣？	A. 是	B. 否
12. 您是否发现自己很难做决定？	A. 是	B. 否
13. 日常工作是否令您感到痛苦？	A. 是	B. 否
14. 您在生活中是否不能起到应起的作用？	A. 是	B. 否
15. 您是否丧失了对事物的兴趣？	A. 是	B. 否
16. 您是否感到自己是个无价值的人？	A. 是	B. 否
17. 您头脑中是否出现过结束自己生命的想法？	A. 是	B. 否
18. 您是否什么时候都感到累？	A. 是	B. 否
19. 您是否感到胃部不适？	A. 是	B. 否
20. 您是否容易疲劳？	A. 是	B. 否

评分：回答"是"记 1 分，总分在 7 或 8 分及以上的可能存在情感痛苦，需要专业帮助。

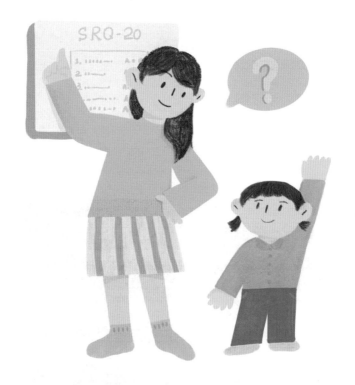

需要强调和提醒大家的是，这些量表大多有时间限制，一定要结合其他评估方法，综合分析或积极地向专业人士求助以更好地了解自己的状态。

一般来说，每个人和每个家庭都有自己的节奏和调节能力，经过一段时间，个人和家庭都会发挥自组织的功能，经过慢慢调整，就会进入到一个稳定有效的应对阶段。如果通过努力，上述情况还在持续，可能就需要寻找专业帮助了。在目前的疫情状态中，理想状态是：适量关注疫情的发生发展；适度的情感卷入；有效科学地防护、接受适应生活的部分改变；关注当下，逐步恢复生活节奏；充满信心、坚信疫情总会过去，生活依旧美好。

推荐渠道

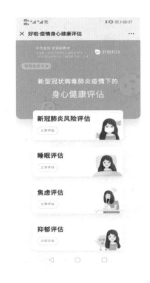 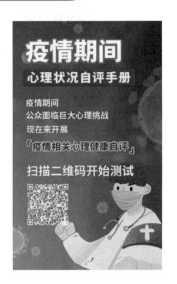

4 心理应激源的评估

心理学研究和临床观察已经证实，应激状态下的生理和心理反应，特别是过分强烈的、消极的、不可控制的、涉及重大生活改变的应激事件，对人的身心健康损害更大。一方面，应激事件可能会直接激发人们的心理应激及危机；另一方面，可能由于生活状态和家庭关系的变化带来了额外的应激。

因为新冠病毒疫情的暴发，我们不得不居家生活，使我们的生活空间和内容骤然减少。在狭小的空间里，我们不断重复着相似的生活内容和轨迹，生活模式的改变需要我们改变过去的习惯行为，去重新适应新的生活，建立新的生活模式。这个过程也会给我们带来新的压力，可能使家人之间爆发新的冲突，或者使过去的矛盾升级。据一些心理援助热线反映，热线咨询的问题中，有 50% 的问题并非心理应激问题，而是家庭矛盾。

因此，我们可以从家庭关系的角度进行自评和反思：

A. 和以前相比，你和家人或者伴侣的相处模式有没有发生变化？这个变化让你感觉更好还是更糟？你们的关系模式有没有发生让你不舒服的变化？

B. 对你提出的要求，家人或者伴侣会很好地满足吗？你们的交流沟通状态如何？是否会经常争执？是否存在无法谈论问题，小小的争执经常会一下子失控的情况？是否有了更多的冷战？是否会觉得不安全？等等。

C. 和以前相比，孩子会很好地听从你提出的要求吗？有没有故意忽视或无端拒绝你的要求？你们的关系模式有没有发生让你不舒服的变化？等等。

以上问题的核心是：面对疫情，家庭成员和成员间的生活习惯和关系模式是否发生了变化？这些变化是让家庭氛围更加适应、舒服，还是更紧张、不安？了解了这些信息，有助于我们发现机会进行应对和调整。具体方法见本书第四章。

参考文献

Calhoun, L. G., & Tedeschi, R. G. (Eds.), (2014). Handbook of Posttraumatic Growth: Research and Practice (pp. 334-354). Mahwah, NJ, US: Lawrence Erlbaum Associates Publishers.

Fast, S. M., Kim, L., Cohn, E. L., Mekaru, S. R., Brownstein, J. S., & Markuzon, N. (2017). Predicting social response to infectious disease outbreaks from internet-based news streams. Annals of Operations Research, 263(1-2), 551-564.

Wilson, J. P., & Raphael, B. (Eds.). (2013). International Handbook of Traumatic Stress Syndromes. Springer Science & Business Media.

阿里斯特·冯·施利佩、约亨·施魏策著，史靖宇、赵旭东、盛晓春译.（2018）系统治疗和咨询.北京：商务印书馆.

北京日报 (2020 年，2 月 19 日). 男子离汉回京瞒报坑了亲妈，北京警方已立案侦查. 来自互联网：https://wap.peopleapp.com/article/5175749/5075729

樊富珉. (2010). 心理危机及其预防. 紫光阁 , (5), 62-63.

樊富珉. (2003). "非典" 危机反应与危机心理干预. 清华大学学报（哲学社会科学版）, (4), 53-61.

古若雷，罗跃嘉.（2009）. 我们为什么焦虑? 自然杂志，31，109-117.

国家卫生健康委办公厅（2020 年, 2 月 19 日）. 新型冠状病毒肺炎诊疗方案（试行第六版）. 来自互联网：http://www.nhc.gov.cn/yzygj/s7653p/202002/8334a83 26dd94d329df351d7da8aefc2.shtml.

国家卫生健康委办公厅（2020 年, 2 月 21 日）. 新型冠状病毒肺炎防控方案（第五版）. 来自互联网：http://www.nhc.gov.cn/jkj/s3577/202002/a5d6f7b8c48c45 1c87dba14889b30147.shtml

黄雯 .（2020）. 新型冠状病毒肺炎疫情应急心理防护实操手册 . 中国法制出

版社 . 42-43.

黄龙杰 .(2009). 抢救心理创伤: 从危机现场到心灵重建 . 台北市: 张老师文化 .

童辉杰 . (2004). "非典 (SARS)"应激反应模式及其特征 . 心理学报 , (1), 103-109.

王明辉 , 张淑熙 . (2003). 应激研究综述 . 信阳师范学院学报 (哲学社会科学版), 23(1), 59-62.

卫生部疾病预防控制局 .(2008). 灾难心理危机干预培训手册 . 北京: 人民卫生出版社 .

第二章

心理应激反应的自助方法

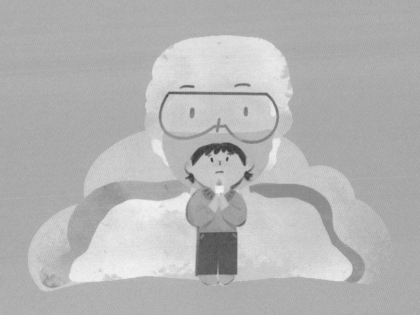

了解新冠病毒，
减少恐慌

恐慌是目前大家最容易感受到的一种情绪。据北京师范大学心理学部防疫心理支持网络的数据统计，在这次疫情中有79.3%的人感到恐慌和疑心。无独有偶，2003年"非典"引起的应激反应中，也出现了大量公众恐慌现象。SARS流行期患病者可以万分之一、二计算，而恐慌及出现心理问题者在高峰期则可能要以十分之一、二计算（赵旭东，钱铭怡，樊富珉，2003）。在第一章中，我们也了解到，当个体面临突发性灾害时，会感觉受到某种形式或程度的威胁，容易产生害怕、担忧、恐惧等负面情绪。因此，如果你也感到恐慌，或者出现过一些不适的生理症状，请不要难为情，也不要害怕自己"出问题了"，这很普遍，也很自然。恐慌情绪的核心是"危险和失控"。这是生命在千万年进化中遗传下来的、对自己的一种保护机制，可以提醒我们当前存在的一些威胁，促使我们提高警惕，也给予我们寻找解除危机的方法的动力。

当然，过度的恐慌也会造成一系列身心受损，甚至还会造成恶性行为传染等社会后果。这种社会层面的心理次生灾害造成的负面影响可能比灾害本身更严重。因此，抗击肺炎疫情，我们要乐观，保持心情愉快，过度恐慌需要适度干预。

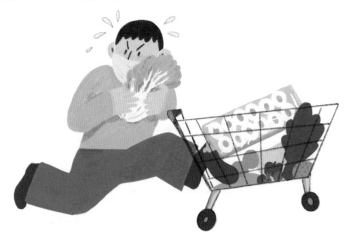

1. 从可靠渠道了解新冠病毒

未知的敌人最可怕。在这次疫情中，想要消除恐慌情绪，首先需要了解这个令人心生恐惧的"新型冠状病毒"到底是什么。帮助我们描摹、令我们关心的主要信息包括：①新型冠状病毒感染的肺炎相关知识；②疫情发展情况；③政府采取的各种管理措施。而在获取这些信息之前，我们需要先选择可靠信息源。

为什么不能毫无筛选地接收信息？因为当我们面临危险时，本能需要获取信息，因为我们希望对自己的处境有掌控，增加安全感。在互联网时代，我们获取信息的途径多种多样，但问题也在于此，我们能够接收的信息源太多，泥沙俱下，夹杂着谣言和别有用心者炮制的耸人听闻的消息。对信息需求变大，也为谣言的滋生提供了肥沃的土壤。而谣言除了给我们错误而无效的信息，还会加剧恐慌，对新冠病毒和疫情产生"灾难化"解读。

我们也可以试着去甄别每一条消息。不过，当我们处在压力之下时，知觉信息的能力和有效性也都会受到极大的损害。强烈的焦虑、恐惧等情感会形成"心理噪音"，在这样的心理噪音下，个体的知觉能力会受到干扰，极容易对信息的选择和认知产生偏差（谢晓非，郑蕊，2003）。被动的态度与情感模式较强地发挥作用，在危机时刻会迅速助长较广泛的高度暗示性，与对主流信息的不信任感发生了矛盾的结合，形成谣言和恐慌的社会心理温床（赵旭东等，2003）。想象一下，在隔壁电钻声的持续攻击中，你还能轻松分辨出电台里播放的弦乐是小提琴演奏的还是中提琴演奏的吗？你还能体会这段音乐的美妙吗？同理，仅靠自己甄别信息会变得困难。

因此，建议从可靠的信息源获取消息并信任它们，首选如政府机关、医疗机构、专业协会及时发布的消息，专业权威人士（如钟南山院士）也会借助可靠媒体（如新华社）和平台发布最新信息和建议，各大电视台会播放一线官方报道和防护知识，我们可以从这些媒介了解新冠病毒的症状、传染性、传播途径、防治方案、政府应对措施等足够全面的信息。

推荐资源

（1）丁香园全国新型肺炎疫情实时动态：包括疫情地图、辟谣与防护、实时播报、疾病知识四个板块。

（2）在线就诊平台：微医互联网医院，提供1500名三甲医院专家义诊，可在线协助判断发热情况。网上搜索"微医"根据链接选择"在线义诊"，扫描二维码即可。

（3）国务院"互联网＋督查"平台：登录中国政府网（www.gov.cn）或下载国务院客户端，进入国务院"互联网＋督查"专栏，也可以关注中国政府网微信公众号，进入国务院"互联网＋督查"小程序提供线索、反映问题、提出建议。遇到疫情相关无法就诊、收治的问题，可以通过此渠道反映。

（4）中央电视台新闻频道：周一至周五，21：30—21：55，《新闻1+1》提供疫情相关权威访谈；北京卫视每晚17：25，疫情防控特别节目；等等。

2 . 减少接触负面信息的时间

研究发现，在面对风险问题时，负面信息会吸引更多的关注，人们对它的记忆也更为持久，所以它的影响要远远高于正面信息（Covello et al., 2001）。比如，由 SARS 导致的死亡率几乎未超过 6%, 且治愈率一直在 90% 以上，但人们固执地关注着死亡率，并高估 SARS 负面特性发生的可能性（谢晓非，郑蕊，2003）。这与人的生存本能有关：有助于提高我们的警觉水平，有利于我们个体的生存和创造。

但过犹不及，当这些负面信息过于强烈、超过我们的负载、造成恐慌，就应该及时刹车。在疫情时期，微博、朋友圈、微信群里那些未经核实又带有个人强烈情绪的消息，容易让我们也被裹挟进负面情绪中，有时还会因为和亲友、网友的见解不同产生争执（且很多时候还是无效争执："你这是带节奏！""你才是带节奏！"），产生愤怒的情绪；再加上有些消息以照片、视频等多媒体手段渲染，从感官上对观众产生强烈的冲击，其中的某些画面甚至可能会造成特定观者的创伤。有网友戏称："刷微博一直在哭，上一秒因为悲愤哭了，下一秒又因为感动哭了。"就是情绪过载、同理过度的生动写照。事实上，网友们转发这些情绪色彩浓重的消息，就将这些恐慌、焦虑和压力传递出去，这是应对恐慌最常见的手段，但也造成了这些情绪的过度扩散和蔓延，反而造成了压力放大效应。

因此，建议每天定时定量地查看疫情信息，并在充分了解疾病相关知识和信息后，尽量不再反复寻求额外的信息，尤其要注意减少接触负面信息的时间，避免因片面不实、情绪化的负面信息引起情绪的波动。例如，规定自己只在每晚七点和九点收看新闻时查看疫情信息，其他时间尽量远离手机，不刷朋友圈和微博，按时入睡和起床，入睡困难时以读小说、听有声书等活动，代替刷微博、浏览刺激性负面消息。

做好自我防护，
远离恐慌

对新冠病毒有了一些了解后，对"无形的敌人"的恐惧可能会消散一些。但我们中的大部分家庭仍然不可避免地要与外界接触，比如派成员出门采购必要的生活物资、领取快递，或者上班、值班。这又容易带来许多担心和压力。"我会不会在街上／超市里／小区门口／公司不幸中招，被病毒感染？"

所有事情都可以分为可控的和不可控的。我们可以尽量控制一些可控的事件，而不过分关注不可控事件，增加自己的掌控感，减少恐慌。疫情会如何发展，出门的时候会不会遇到感染者，这对我们来说是不可控的，但我们可以做到出门前后妥善的自我防护措施，这是可控的。病毒的传染能力难以把控，但改善我们自身的免疫力水平则是可控的。

因此，提高自己的身体免疫力——均衡饮食，多吃蔬果蛋奶，少吃糖；规律作息，充分休息；适度运动，强身健体；调节心情，不过度焦虑（长期的恐惧和焦虑会造成免疫和内分泌功能的损害，直接导致免疫力下降，引发疾病）；出门时做好防护措施：正确摘戴口罩，手指不接触口罩对外的一面；不摸口鼻；尽量挑选通风处行走，不扎堆；回家时，洗涤出门穿的外套或挂到通风处晾晒；使用正确方法勤洗手；用 75% 酒精喷洒消毒带回的物品；适时通风。

当我们做好了自己可控的所有保护措施后，就可以在生活中多一分坦然，少一分恐慌。这也是一种心理防护。

恢复生活，
消除恐慌

疫情打破了我们的生活常规。居家生活使我们的生活空间、生活内容和生活模式都发生了改变。改变会给我们带来新的压力，可能会对我们的情绪产生不良影响。

1. 接纳生活安排的变动

也许你正处在生活安排被打乱的烦恼中，可能还要面对经济上的损失和生活的不便，于是你垂头丧气，拒绝接受这种被迫的变动，感到做什么都不对劲。这很自然。"否认"——这是面对自己不情愿的变化时，人们常见的防御反应。但这样的生活的确是一时半刻无法被更改的，这是不可控事件。也许接受这一点很难，但你终会发现，沉湎于抱怨于事无补，只有接纳和适应了变化的生活形态，才能帮助你真正地往前走，去寻找自己可控的那些部分，让自己过上现有条件下更好的生活。

你可以试着问问自己：过去是否遇到相似的困难，当时是如何走出困境的？那时的困难带给你哪些积极变化？这些问题的答案可能会为你提供一些接纳不那么理想现状的勇气和信心。

2. 重建日常程序

变化会带来心理压力，那么我们可以尽量恢复正常的生活节奏，适当调整生活内容，减小变化的幅度。按时起床，在家里学习、办公，按时吃饭，按时休息。

我们也可以发展兴趣爱好，发挥自己的创造力增加活动种类，令自己感到愉悦，如在家跳操、线上 K 歌、读一本好书、做整理、拼拼图等。想象力和创造力不会因为生活空间的限制而受限，还会让我们对自己有更多的肯定，增强自己的力量。发挥你的创造力，积极适应新的生活秩序吧。

3 . 保持人际联结

大量的研究发现，应激事件（如地震、洪水、传染病等）对个体影响的大小和好坏，在很大程度上取决于当事人能否向身边的人寻求安慰，获得安全感 （Walsh, 2007）。社会支持作为一种缓冲器与调节器，对 SARS 应激反应有值得注意的影响（童辉杰，2004）。因此，不要让居家隔离中断你和亲友的联系。

如果你和家人住在一起，那么可以借此机会充分享受与家人团聚的美好时光，增进关系。可以与家人一起协商建立一个固定的沟通时间，在沟通时间里，大家可以坐下来一起聊聊今天发生的事情和心情，或者分享对疫情新闻的看法和看到的趣事（更多可以和家人一起做的事和注意事项，可以参看第三、四章）。也可以通过微信、语音和视频的方式，和朋友进行 类似的沟通。无论是关心他人，还是感到被关心，我们都会感到自己并不孤单，从联结中获得能量。

如果你是独自居住，建议每天与家人或朋友打电话或发微信至少一次，从他们那里获取支持，汲取温暖和力量。即使是 5 分钟的问候，也有支持的作用（马辛，2020)。

阅读笔记

接纳情绪，
缓解焦虑

1. 接纳属于自己的独特情绪

　　接纳自身出现的应激状态。我们已经从上文中知道，恐慌情绪有它存在的意义，它使我们警醒、给我们保护。第一部分的内容也告诉我们，在疫情之下，我们的心理出现一些应激反应也是十分正常和自然的现象。我们不必为自己暂时的恐慌、焦虑、烦躁、抑郁、过度敏感等感受过分担忧，也不要认为这就代表我们软弱、不勇敢。也不必纠结于"为什么他 / 她在疫情面前那么淡定，我就感到焦虑呢？"每个人都有自己独特的生活经历、性格特点、习惯的应对方式，在这次疫情中，是否有应激反应，是怎样的应激反应，都与个体自身的历史有关。就像有人天生无辣不欢，有人口味清淡一样，口味清淡的人有一部分可以后天改变，可以将辣在舌尖的疼痛感知为美味，有一部分人也许不会改变，认为那种舌尖的疼痛就是不舒服的。这些都与对错无关。

同样地，也要接纳自身出现的独特的多重情绪。除了和大部分人一样会有心理应激反应，我们还可能会在公共事务的体验中拥有自己独特的情绪。比如，同样看到某位医生去世的消息，有人会感到愤慨，有人更多感受到的是悲伤，还有人则会产生无力绝望感。如果你在同一件事中，发现自己感受到的情绪和他人不一样，也不必为自己当下的愤怒或悲伤感到不合理，这是属于你的独特的反应，它们对你而言有独特的意义。利用这个机会，去体味自己的愤怒、悲伤、无力，问一问自己，自己愤怒 / 悲伤 / 无力的是什么，也许从中你会更了解自己在意的事情，直面自己从前回避的疑问。

同理，也不要为自己在疫情严峻时期感受到喜悦而内疚。比如疫情导致的开学、开工延迟，可能会让一些喜欢假期居家生活、没有经济压力的人们松了一口气，即使远程复工，也有大把的时间做自己喜欢的事、和家人呆在一起。他们享受这样的生活，但又因为似乎全世界都在焦虑，而为自己这份隐秘的喜悦感到内疚和自责。"幸存者内疚"（survivor guilty）是指，当人们自己的生活处境改善时，他们关心的其他人却还在继续受苦，这些"幸存者"（从某种程度上说，他们是在有其他人失败或者"牺牲"的情况下，幸存下来）会感到自己做了伤害他人的事，从而陷入道德创伤，承受着内疚和自责的痛苦，还可能导致抽烟、酗酒、自伤甚至自杀等自我惩罚的行为。其实，和所有其他情绪一样，适度的内疚也是健康的，它会使你修正自己的行为，不再去做违背准则、伤害他人的事情；但当内疚被无限地放大，或者内疚完全存在于主观想象中时，就会对本不应过分承担这份内疚的人造成伤害。在疫情中，普通人能为他人做的事本就是有限的，尽力在自己的生活中寻找一些喜悦和幸福，为自己和家人带来慰藉，并没有伤害他人，也并不是对在疫区承受痛苦的人的"背叛"，不需要为此责罚自己。

因此，不论是感到悲伤，还是感到喜悦，正视自己的情绪，理解自己的情绪，接纳自己的情绪，才能更好地发挥能动性，避免能量消耗和对自己的次生伤害。

在行动上，也可以采用正念训练，帮助自己觉察和接纳当下体验。可以使用的技术有正念内省、身体扫描、正念瑜伽等。"接纳是承认现象的存在，让事物按照其自身的样子存在即可，并不意味着一定要去喜欢。"（刘兴华，徐钧，张琴，吴燕霞，2016）以下指导语引自刘兴华等（2016）。

　　如果你准备好了，请轻轻闭上眼睛，感受自己此时此刻的姿势，需要的话，请调整坐姿，让自己感受到坐在这里是轻松的，也是有尊严感的。选择一个对象，可以是此刻的呼吸、身体感觉、声音，或者内心的想法，带着好奇来体会，来觉察，轻松地做就可以，不需要用力。

　　可以邀请自己觉察此时此刻的呼吸，体会鼻子部位的呼吸，或者是胸部的呼吸，腹部的起伏，选择一个自己感觉最明显的地方。

　　如果发现自己的注意被某些声音带走了，愿意的话可以选择觉察此刻的声音，体会此刻声音的大小、音色。

　　愿意的话，可以觉察此刻身体某部位感觉，不管是你喜欢或不喜欢的，尝试带着好奇去体会它，了解它，体会这种感受的中心在哪里，它的边缘是否清晰，它有什么样的特点。

　　如果发现在思考一些事情，不再觉察此刻，这非常正常，愿意的话可以把此时此刻的想法当做观察的对象，来了解自己内心此刻在想什么。

　　若发现自己此刻没有想法，这也非常自然，不需要让自己产生想法，愿意的话可以继续等待想法的出现，或者选择觉察其他对象。

　　练习的关键就在于觉察此刻，不管此刻觉察到什么，去接纳它们的存在，不去改变它们，不评判它的好坏。只是尝试着去了解此刻它们的样子，尤其是自己不喜欢的东西。

　　当你准备好了，可以慢慢睁开眼睛，觉察你此刻看到的事物。

2. 缓解焦虑策略

虽然我们建议的最好办法是接纳自己的情绪，但当情绪的强度超过你所能承受的范围，可能对你造成伤害时，就需要适时采用一些缓解焦虑的策略。除了前文（本部分 3.2）提到的做运动、重建日常作息获得稳定感等方法，下面还有一些常用的焦虑缓解方法，可供居家使用。

▶ （1）安排一个"用来焦虑的时间"

如果免不了会焦虑，那不如干脆在每日生活规划中，专门为自己安排一个"用来焦虑的时间"，比如，饭后看完新闻的15~30 分钟用来专心地担心和焦虑，最好也在同一地点，比如在房间。有了特定的焦虑时间，你便不会纵容自己整天焦虑。

如果还没到焦虑时间你就开始烦恼了，就告诉自己"一会儿我会在'焦虑时间'里好好为这件事焦虑"，然后把现在出现的烦心事全都写下来。在焦虑时间里，专心回顾你的烦恼（有时到了焦虑时间，你反倒会发现有的烦恼已经不见了）。

可以专门准备一个"焦虑笔记本"。把记录的内容分为三栏。

第一栏按照人物、地点和内容等等记录下来（问问自己："发生了什么？"）。

第二栏写你脑袋里所有不安的想法（问问自己："我到底

在想什么？"）。

第三栏记录自己有多焦虑。从1（完全不焦虑）到10（极度焦虑），用数字来记录自己的焦虑度。

在焦虑时间的最后，提醒自己：我现在的情绪只是暂时的。如果在焦虑时间里感到焦虑难以承受，可以试着结合别的放松方法，如腹式呼吸、着陆技术等方法缓解自己的焦虑。

当经过一段时间后，你还可以再回顾自己前段时间记录下来的焦虑笔记，看看哪些事情真实发生了的，哪些并没有发生，自己的焦虑在这些事情发展中又起到了什么样的作用。这可以帮助你更了解自己的焦虑。

▶（2）腹式呼吸

腹式呼吸，就是我们通俗说的深呼吸。腹式呼吸可以帮助我们利用每时每刻都在进行的呼吸运动进行压力调节，是一种最简单且便于操作的方法。腹式呼吸随时随地都可以做，并且只需几分钟便可见效（蔺秀云，殷锦绣，徐敏，2020）。

> 进行深呼吸之前，先找个安静的地方舒服地坐下或者躺下。
>
> 将双手放于腹部，也就是胸腔下方。
>
> 从一数到五，用鼻孔慢慢地吸气。想象吸入的空气顺着气管沉入腹腔。感受肚子慢慢地鼓起来。

吸足气后，屏住呼吸几秒，想象吸入的空气在我们的身体中转了一圈，被充分利用，然后从鼻孔慢慢呼出。感受肚子慢慢地瘪下去。

重复这一过程，保持节奏，一分钟腹式呼吸 8 到 12 次，做 5 到 10 分钟。

看看这个方法对你是否适用，有的人如果专注于呼吸，反而会变得焦躁不安，加重焦虑。如果适用，可以提醒自己每天练习几次。

▶（3）肌肉放松技术

肌肉放松技术的原理，是通过意识控制使肌肉放松，同时间接地松弛紧张情绪，从而达到心理轻松的状态。

在进行这项放松练习时，你要一点一点由绷紧到放松全身肌肉，从脚尖到头顶，一次只锻炼一个部位的肌肉。

首先找个舒服的地方躺下。

闭上眼睛，卷曲脚指头，以此绷紧脚趾头的肌肉。

放松脚趾头，然后屈起双脚，绷紧脚部肌肉。

放松双脚，然后继续锻炼小腿。

像这样一点一点地绷紧再放松每个部位的肌肉，从脚趾头一直锻炼到前额。

▶ (4) 着陆技术

着陆技术 (grounding)，也译为"接地治疗"，是一种让自己通过关注外部现实世界，摆脱情绪痛苦的方法，是众多稳定化技术之一。这种技术通过关注自己的各种感官感觉，将注意力固定在现实世界，使你不被内心强烈的情绪淹没，和情绪保持一定的距离，从自己的极端负性情绪中"着陆"。当你感到自己的情绪马上要陷入或正陷在极端强烈的负面情绪里时，就可以随时随地使用着陆技术。

着陆技术是一套策略，可以分为心理着陆、身体着陆和舒缓着陆三大类。以下是一些例子，你可以都尝试一下，并注意哪种方式对你更管用。你也可以创造自己的着陆方法。尽可能经常练习，在负面情绪的循环开始时，尽早开始使用（Najavits，2002）。可以舒服的姿势坐着，睁大眼睛（保持与现实的接触），慢慢深呼吸，再开始以下练习。

心理着陆 （Najavits，2002）

调用所有的感官，详细地描述此刻在你周围的环境，包括视觉、触觉、味觉、嗅觉、听觉等。比如在房间的时候："我现在坐在房间里；气温有点低，四周很安静；空气中有刚才消毒后，散发的酒精的味道；这是窗子，窗框是铝合金的，摸起来有冰凉、坚硬的触感; 这是椅子,椅子的扶手是银色的,很光滑; 墙上贴了一幅画, 画上有四种颜色。"

◆ 和自己玩接龙游戏。比如问自己: "有哪些作家?""有哪些体育项目?""以'一'字开头的成语有哪些?""粉色的花有哪些?"

◆ 非常详细地描述一种日常活动。例如, 描述你做过的一道菜。比如, 西红柿炒鸡蛋的做法: "首先, 洗一些西红柿, 在表皮上划十字刀, 放到碗里, 用热水淋浇, 等待一会儿, 撕去西红柿的表皮, 可以整块地、顺畅地撕掉……"

身体着陆

◆ 把双手放在温水中, 或者去触摸你喜欢的一个毛绒玩具, 或其他小物品, 感受它的质地、温度。

◆ 手握紧拳头, 从一数到五, 然后慢慢放开。

◆ 随身携带一个可以给你带来安全感的小东西。当你感到负面情绪即将被触发时, 伸手去摸一摸、揉一揉这个小东西。

舒缓着陆

◆ 对自己说一些温柔的、抚慰的话, 就像你会和小朋友说的那样。比如:"你是一个很好的人,只不过暂时遇到了一些困难。

你会好起来的。"

◆ 想想你最喜爱的事物。想想你最喜欢的颜色、动物、季节、食物、书的片段、喜爱的歌谣（想到喜欢的歌曲时，可以哼唱出来，听一听自己的声音和旋律）等。

◆ 想想你关心的人，如父母、伴侣、孩子、好友，翻出手机或相册，或仅在脑海中回忆，看看他们的面容。

◆ 想想你期待的事物。在疫情结束之后，你可能期待和朋友去吃火锅、逛街、爬山、旅行……仔细想想你想去的地方、你想看的景色、你想品尝的味道……

◆ 想象一个安全的地方。仔细地描述它的地理位置、色调、温度、形状、陈设……

运用着陆技术的建议（Najavits，2002）

• 为着陆前后的情绪打分，看看着陆是否有效（0-10，其中10 表示"极度痛苦"）。

• 保持中立——不要判断"好"与"坏"。例如，不要想"墙壁是蓝的，我不喜欢蓝色，因为它让我抑郁。"而是简单地想"墙壁是蓝的"，然后继续。

此外，还有一些不需要太多指导语的方法，故不在此赘述。例如，在私密环境下，对枕头或玩偶吼出情绪；在纸上写下自己的烦恼和情绪情绪，并且撕掉；列出令自己愉快的 To-Do-List（待做清单）并执行。

你可以从中选择一至多个对自己最有用的技术，持续使用。

扩展资源

国家卫健委最新出版的《应对新型冠状病毒肺炎疫情心理调适指南》中，附有上文提到的几项训练的语音指导，可扫描二维码边听语音边进行练习。

常用心理调试方法
（扫二维码按照指导语训练）

想象放松训练

肌肉渐进式放松训练

呼吸放松训练

接地训练

睡眠指导

阅读笔记

改变认知，
正向思维

1. 改变不合理认知

  希腊有句名言："不是事情本身让你不快乐，而是你对事情的看法让你不快乐。"法国思想家蒙田也说过："人不是受事物本身，而是受自己对事物的看法所困扰。"著名心理学家、ABC理论创始人艾利斯同样认为人的情绪是由人的思想决定的，合理的观念会产生健康的情绪，不合理的观念导致负向的、不稳定的情绪。面对疫情，我们每个人可能会产生不同的看法和反应，有些看法是符合现实的，但也有些认知是不合理的。这种个体意识到的和没意识到的不切实际的想法对行为有长期一致的影响（王君，2003）。艾利斯通过临床观察曾总结出许多不合理认知的类型，它们在此次疫情中也非常容易出现。接下来我们带领大家检查一下你是否也会有这些想法，我们也来看看该如何做出调整。

不合理认知一：

"我当前焦虑、恐慌的情绪是因为疫情的严重所造成的，我个人无法控制。"

反驳：疫情本身的确是会对我们的情绪有一定影响，但这种影响并不像我们想象中那么严重。因为情绪是人的主观体验，而这种情绪体验正是由我们对当前疫情的知觉、感受和评价引起的。不正确、歪曲的评价（如："疫情这么严重，我一定会被感染的"）往往会导致消极情绪；正确的、合理的评价（如："这次疫情虽然严重，但是我们最终可以战胜它"）往往会引起积极的情绪。我们无法改变疫情已经发生这件事，但是我们可以调整我们对疫情的认知。

合理认知：不是疫情本身，而是我们对待此次疫情的看法决定了我们的情绪体验，通过调整和改变不合理甚至歪曲的评价，我们是可以调整我们的情绪的。

不合理认知二：

"我们必须非常关注这次的新型冠状病毒，而且必须时刻保持高度的忧虑和担心。"

反驳：此次的新型冠状病毒的确有着较强的传染性，面对它我们做好一定的心理准备是正确的，但过分的忧虑和担心则是非理性的。因为坚持这种信念只会夸大我们被感染的可能性，使我们不能对其进行客观的评价、正确地面对并有效地处理解决，甚至可能让我们因为过分担心和恐惧做出一些并不理性的事情，比如因为担心被感染，而厌恶武汉甚至排斥武汉籍的朋友，尽管他们可能今年都没有回过武汉。

合理认知：我们要重视这次疫情，做好心理准备，并做好防护措施。

不合理认知三：

"我们应该关心所有受疫情影响的人，也要为他们的问题感到悲伤、难过。"

反驳：关心同情他人，是我们有爱心的表现，比如，看到在疫情前线奋战的医务工作者，我们也会心疼他们的辛苦；听到被感染患者的离世，我们也会感到惋惜和难过。但是如果我们过分投入他人的事情，甚至认为我们必须要为所有受疫情影响的人保持难过、悲伤时，我们的情绪可能已经失衡了。这有可能让我们陷入更多的内疚和自责，而无法面对当前疫情带来的问题。

合理认知：对于他人的问题，我们可以表示关心和同情，如果我们尚有余力，不妨伸出援手，比如为灾区捐款、捐物、成为志愿者等。但如果帮不上忙也不必过多歉疚或是自责。

不合理认知四：

"这次疫情虽然这么严重，但是我担心也没用，倒不如当作它不存在，这样我也就不会被它影响了。"

反驳：这样的想法和不合理认知二正好相反，想要通过否认或者逃避的方式来摆脱疫情的影响。这样虽然可能暂时不会出现焦虑恐慌等情绪，但是却忽视了这次疫情的危险，甚至有可能放弃防护，做出危害自身和他人的行为，出现更严重的后果——感染病毒。

合理认知：否认或逃避只是暂时摆脱了负面情绪，但并不能真正解决和避免疫情，甚至使问题更加严重。我们只要认真对待，疫情防控并非想象中那么困难。

2. 正向思维

正如前文提到的，我们的看法会影响我们的情绪状态，面对疫情，一方面我们要改变我们的不合理认知，另一方面我们也要强化我们的积极思维，促进正向思维。我们可以从三个方面体验正向思维，促进个人成长。

▶（1）调整思维，积极认知

积极的思维首先意味着我们要肯定自己的主动性，所以，我们第一步要做的就是调整认知的角度。从"我不想要"（消极视角）转变为"我想要"（积极视角），这样我们就更有动力行动起来。

当我们感到压力时，我们其实是在抗拒不想要的事情："我不想被感染上新冠病毒，我不想被隔离，我不想……"但如果调整到"我想要"的角度来看，就会发现，这背后意味着："我想要健康，我想要自由地生活，我想要……"当我们把视角从本能地"抗拒我不想要的"，调整到"争取我想要的"，会看到躲在恐惧背后的美好渴望，可以帮助我们摆脱压力（这个小技巧也可以用在日常生活中的各种事件中）。

我们在疫情中感到的恐慌，往往有两层。第一层，是对疫情本身的恐慌。运用上述技巧可知，这意味着"我想要健康"，那么我们就可以接着思考，可以做哪些事情来保证我们的健康呢？我们可以戴好口罩、勤洗手，等等。第二层，则是对恐慌的恐慌："我不想要恐慌。"那么，移动到"我想要的"角度，这其实意味着"我想要掌控感"。同样的，我们接下来可以思考的就是，"我们该怎么获得一些掌控感呢？"我们可以保持规律的作息，安排好日常生活，相信你还有自己的方式可以帮助自己多一些掌控感，不妨多思考一下。

第二步，我们可以试着去思考，这次疫情除了带来了问题，有没有带来什么积极的影响呢？前文提到过，处于疫情之中的我们每天都在接触海量的信息，而此时我们的大脑往往更容易被负面信息所吸引（Perry & Susan, 2014）。从进化心理学的角度来看，这是我们的一种保护机制，毕竟了解更多的负面信息意味着对危险更加了解，也就能更有可能保证我们的生存。但我们也应当注意到，所谓"危机"同时蕴含着"危险"与"机遇"两个部分，我们一方面要重视并应对这次疫情带来的困难与挑战，但同时也可以试着去思考这次疫情带给我们哪些正面的东西，也能帮助我们以更积极的心态去面对疫情。

比如，这次疫情让很多人拥有了史上最长的一次春假，能够与家人围坐在一起促膝长谈；借着疫情隔离的机会，让家庭成员之间加深了对彼此的了解，甚至因为不得不闭门不出，使我们的内心变得明确且踏实了。再比如，受疫情影响，许多师生体验到在线课堂带来的不一样感受，这也许是一般情况下我们很少遇到的新奇体验。

需要指出的是，我们在寻找疫情带来的积极影响，并不是为了麻痹自我、歌颂危机，而是黑暗中为自己点亮一束光，让我们自己能够彼此支撑直到黎明。我们处在危机之中时，往往难以停下思考，但是如果你现在情绪已经逐渐平复，认知也在慢慢调整，那或许是时候可以思考一下：这一次的疫情对你的生活有了哪些正面的促进呢？

▶ **（2）回顾过去，肯定自我**

我们一生之中会遇到很多困难，这次疫情也是其中一次。如果我们只关注当前的问题，或许就会忽略了我们其实原本拥有的对抗困难和灾难的能力。所以现在我们可以做一件很有趣的事，就是回顾我们人生中所遇到的困难，你可以按照下列问题进行思考。

◆ 那是在什么时候，当时都发生了什么？

◆ 你都做了什么以应对那一次的困难？

◆ 有哪些方式是你现在仍可以使用的，以应对当前的疫情？

◆ 和那时相比，现在的你拥有哪些那时候没有的能力或资源呢？

◆ 你该如何使用你当前拥有的能力或者资源呢？

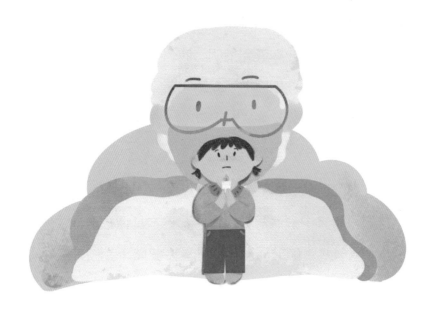

▶ **（3）保持希望，关注当下**

尽管疫情仍在持续，但是我们看到无论是政府还是个人都在积极应对，用长远的眼光去看，疫情最终一定会被控制消除。我们虽然现在仍处于这场疫情之中，难免出现一些负面的情绪，但是这并不是我们生活的全部，我们生活的当下仍旧有美好在发生，也有快乐在继续，都是值得我们去关注的。

你可以尝试每天用卡片或者便利贴写下三件让你感到快乐或者宁静的事情，把它们放在床头、桌上或者其他任何你经常看到的地方。当你感到情绪不佳时，读读它们，回想当时书写的感受，也会带给你力量。

3. 积极成长

为了应对疫情，许多单位、企业、学校都推迟了复工复学的时间，这一方面让我们似乎像是被囚禁家中，甚至不得不面临着许多的损失，但是另一方面，这似乎也的确给了我们一些真正属于自己的时间，一段在繁忙的生活之余可以停下来思考、了解自己的时间，用来思考过往的生活和对未来的期许，了解什么对我们来说是真正重要的东西，为我们未来的生活指引方向。

下面为大家提供的就是帮助你了解自己的几个小工具。

（1）生活罗盘：可以帮助你了解在目前的生活中，你重视的是什么以及你是否在你重视的生活领域做出努力，了解这些之后，或许你也就更清楚自己接下来的生活更希望如何进行。

—————————— 生活罗盘 ——————————

（1）请在每个大格子的空白处，用几个关键词列出你在每一个生活领域中最重要、最有意义的是什么？你想成为什么样的人？你最想做什么？你想要培养自己哪些优势和品质？你想为什么而奋斗？

（如果这个格子和你并不相关，没关系，空着。如果你在写的过程中遇到了阻碍，跳过这个，之后再回来重新写。允许在部分格子甚至所有的格子中出现同样的词。）

（2）接下来，在每个大格子右上角的小格子里，用0～10间的一个数字来表示这一个方面在你生命中的重要程度（0表示完全不重要，10表示非常重要）。部分甚至所有格子可以是同一分数。最后，在每个大格子右下角的小格子里，用0～10之间的一个数字来表示你现在在多大程度上遵照这一价值方向生活（0表示一点也没有，10表示你完全遵照）。同样，部分格子或者所有格子可以是同一分数。

（3）现在仔细看看你填写的内容。它会告诉你：

①你生活中最重要的是什么；
②你现在正忽视什么。

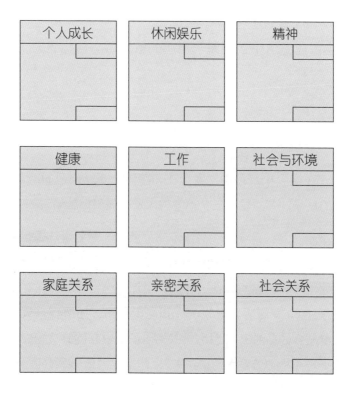

资料来源: Adapted from Living Beyond Your Pain by J.Dahl and T.Lundren by permission of New Harbinger Publications（Oakland，CA），www.newharbinger.com.

(2) 八十岁的生日聚会：这是一个想象练习，它会带领你去往未来，让你了解你所期望的未来里，什么对你最重要？你想要信奉的是什么？你想要成为怎样的人？这样当你回到当下的时候，你也会在生活中找到属于自己的意义感与目标感。

—————— 八十岁的生日聚会 ——————

在这个小练习中，我想让你想象一下你自己 80 岁生日的场景，并想象有三个不同的人发表关于你的演说。

请注意，这是一个想象练习，所以不需要遵从逻辑和科学规则。在这个幻想世界里，你 80 岁了，但是你的朋友可能看起来就和现在一样，并且那些已经去世的人、或者在你 80 岁时将要去世的人都可以列席。如果有一天你打算要孩子，那么他们也可以出现在这里。同时请记住，你不是在尽力去逼真地预测未来。你是在创造一个幻想——如果魔法真的有效，你的梦想都实现了，那么，你 80 岁的生日会是什么样子呢？

注意：因为这是一个想象练习，所以为了让你能够更好地进入想象之中，接下来的指导语，需要有人来读给你听。

现在，请你选一个舒服的姿势，然后闭上你的双眼或者盯住一个位置……在接下来的几次呼吸中，把注意力集中在肺部……把所有的气体呼出来……然后让肺部自己填满……注意空气被吸进、呼出……穿过你的鼻孔……进入到你的肺部……再呼出……当你觉察到肺部变空之后，它们是怎样自动地填满的………现在，让你的呼吸按照它自然的速率和节奏进行……不需要控制它……

现在做一个想象练习……想象一下你 80 岁的生日……假如魔法能够生效，你所有的梦想都已实现，想象这个理想的世界，而是不去真实地预测它，那么你 80 岁的生日会是什么样的。

这是你 80 岁的生日，每一个对你重要的人……朋友、家人、配偶、父母、同事……你关心的每一个人，即使他们都已经去世了，但是都为你聚在了一起。这可能只是在家里举办的小型私人聚会，或者是在高级饭店里举行的一个大聚会……它只是你的想象，所以你可以按照你想要的方式创造它。

现在想象一个你非常关心的人，他可以是你的朋友、孩子、配偶，请他 / 她站出来发言……一个简短的发言，不超过三四句话……他们谈论的是你在生活中所信奉的……你对他们来说意味着什么……以及你在他们的生命中扮演了什么角色……并且想象无论你听到他们说了什么，都发自内心地爱听。

（停顿 40~50 秒）

（现在，还有另外两个发言的人，请重复以上这些话语，并且每一次都留下 40~50 秒的时间静静思考）

许多人发现这个练习会带来一系列的感受：一些温暖和爱，还有一些痛苦。所以花一点儿时间注意你自己的感受……并且思考这些感受告诉了你什么……什么对你来说是最重要的……你想要成为怎样的一个人……如果你忽略了一切又会怎样。

（暂停 30 秒）

现在，这个练习要走向结束了……请注意你的呼吸……觉察到你的身体坐在椅子上……觉察你听到的声音……睁开你的眼睛，觉察你所看到的……伸展放松……觉察你在伸展……欢迎回来！

（指导语结束）

现在回顾一下，并写下来：
发生了什么？
人们是怎么谈论你的？
这个练习都带给了你什么？

资料来源：《ACT，就是那么简单》（罗斯·哈里斯，2016）

转移注意，
关注其他

　　正如前文所提到的，面对疫情，我们难免会有紧张、焦虑等情绪产生，这时候，除了接纳情绪、采取一些主动的策略缓解情绪外，我们也可以试着转移注意力，即不要把过多的关注放在疫情的事情上。你可以找一些生活中让你感到开心的事情、当前可以让你平静的事情，当然，也许这对你来说并不简单，毕竟疫情期间的生活中几乎每一处的信息都和疫情相关，那么请跟着我们一起找一些能够让你转移注意力的事情吧。

　　首先，请思考，假如没有发生疫情，你最想在家做的事情有哪些呢？请列出 3~5 件事。

　　然后，请思考，你的生活中除了疫情，对你来说重要的事情是什么？

接着，请继续思考，疫情发生之前，有哪些事情能让你感到快乐或者平静呢？现在哪些事情还可以继续做？

最后，请再思考，这一次疫情平稳结束后，你的生活也已经恢复正常，你会希望自己的生活向什么方向发展呢？现在这段时间可以做哪些准备呢？

现在你是不是能够找到一些可以去做的事情了，那么，接下来请开始行动吧。

寻求专业帮助，
共同应对恐慌

面对疫情，我们从不是一个人在战斗。许多专业机构，包括高校、医院和社会机构，都针对疫情提供了丰富而专业的资源支持。当你感觉自己有困惑需要解答或者有困难需要帮助的时候，不妨选择寻求专业人士的帮助，让他们和你共同应对恐慌。

1. 心理援助资源

为了在疫情期间帮助大家预防与减轻疫情所致的心理困顿，各地方以及各高校都开通心理援助热线和网络咨询的服务。其中，热线主要针对因新冠肺炎而产生的比较紧急情况、急需情绪缓解的人群，而网络咨询比较适合无迫切需要、希望获得一对一简单心理辅导、有比较稳定的可以用于线上沟通的时间和网络设备条件的民众。

如果面对疫情，你的负性情绪比较强烈，且难以通过自我调节的方式来缓解，可以通过网络或电话的方式寻求专业的心理援助。

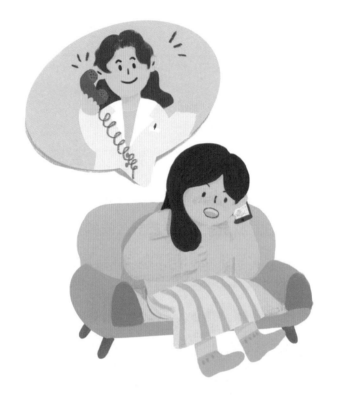

比如，于 2020 年 1 月 31 日开通的华中师范大学的疫情防控心理援助平台，是在教育部指导下，由华中师范大学心理学院、青少年网络心理与行为教育部重点实验室、人的发展与心理健康湖北省重点实验室，联合中国心理学会临床心理学注册工作

委员会等机构，组织经验丰富的心理咨询专业人员，依托腾讯教育、腾讯社会研究中心技术支持，面向全社会提供疫情相关的心理援助热线和网络支持服务。

援助服务每天早 8 时开通，开放 14 小时，至晚 10 时结束。服务对象为受到疫情影响的人，包括大中小学师生、一线医务人员、被隔离人员、受感染人员、康复患者和普通民众等。

你可通过拨打心理援助热线电话 027-59427263 和扫描下方二维码，关注微信公众号"青少年网络心理与行为教育部重点实验室"接入。

青少年网络心理与行为
教育部重点实验室

除华中师范大学外，教育部已组织几十所高校，面向广大高校师生和民众开展疫情相关心理危机干预工作。各地方也在原有心理援助热线基础上设立了应对疫情心理援助的热线。下面列出了部分热线以及网络咨询的资源。

更多的资源可以通过微信搜索"国务院客户端"进入国务院客户端小程序首页，点击"心理热线"即可查询。

热线名称	热线电话 / 网络辅导	开通时段
北京师范大学防疫心理支持热线	400-1888976	6:00-24:00
北京大学心理健康援助热线	010-62760521	24 小时
郑州大学心理咨询热线	0371-67781617	8:00~12:00 14:30~17:30
湖北省心理支持热线	4007-027-520	9:00~21:00
四川阳光心理热线	0816-2268885	24 小时
北京市心理援助热线	010-82951332	24 小时
武汉市精神卫生中心"心心语"心理热线	027-85844666	9:00~21:00
北京师范大学防疫网络心理辅导		6:00~24:00
广东省心理健康协会网络咨询		8:00~22:00

2. 医疗相关资源

（1）如果你身体感到有些不舒服，感到对自己身体状况担忧，可以扫描下方二维码，在线咨询医生。或者在网上搜索"微医"根据链接选择"在线义诊"，扫描二维码即可。

也可在微信打开右侧链接，进入华山医院新冠病毒咨询。

（2）如果您感到自己的心理状况持续恶化，甚至出现严重的失眠、焦虑、抑郁情绪等，且无法通过自我调节得到改善和缓解，可以扫描右侧二维码，进入上海市精神卫生中心互联网快速问诊通道，寻求专业的帮助。

（3）如果您患有精神疾病（如抑郁症、焦虑症、精神分裂症等），并正在服药，因疫情原因无法复诊拿药，可以拨打北京安定医院用药咨询电话010-58303292；还可以下载APP"昭阳医生"，或关注"昭阳医生"微信公众号，在公众号页面选择"咨询医生"进行在线复诊、申请电子处方开药，药物会通过快递寄出。

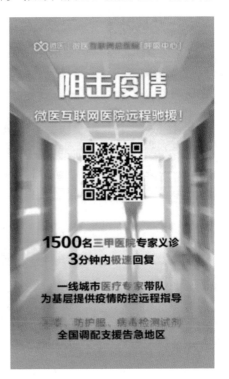

扩展资源

回形针.关于新冠肺炎的一切（科普视频）.

马辛（主编）.（2020）.新型冠状病毒感染的肺炎公众心理自助与疏导指南.

黄雯（2020）.新型冠状病毒肺炎疫情应急心理防护实操手册（企事业单位、机关、团体专用版）.

周旺（主编）.（2020）.新型冠状病毒肺炎预防手册.武汉：湖北科学技术出版社.

参考文献

Covello V.T., Peters R.G., Wojtecki J.G., & Hyde R.C.（2001）. Risk communication, the west Nile virus epidemic, and bioterrorism: Responding to the communication challenges posed by the intentional or unintentional release of a pathogen in an urban setting. Journal of Urban Health: Bulletin of the New York Academy of Medicine, 78 (2), 382~391.

Perry & Susan. (2014，August 12). Do We Really Prefer Good News in the Media? Research Says No. MinnPost.com.

Walsh, F. (2007). Traumatic loss and major disasters: strengthening family and community resilience. Family Process, 46(2), 207-227.

Najavits L. M. (2002). Seeking Safety: A Treatment Manual for PTSD and Subs 他 / 她 nce Abuse. NewYork：Guilford Publications.

蔺秀云，殷锦绣，徐敏（2020 年，2 月 15 日）. 战役 | 疫情之下，学生如何调节心理、恢复正常学习生活状态？来自互联网：https://mp.weixin.qq.com/s/Bcdxx6emc0y4lcd3aT7Vfg

刘兴华，徐钧，张琴，吴燕霞 .（2016）.“此刻觉察”正念训练的定义、操作及可行性 . 中国健康心理学杂志 ,24(08):1224-1229.

罗斯·哈里斯 .（2016）.ACT，就那么简单！接纳承诺疗法简明实操手册 . 北京：机械工业出版社，383 页 .

马辛主编（2020 年，2 月 3 日）. 新型冠状病毒感染的肺炎公众心理自助与疏导指南 . 来自互联网：https://mp.weixin.qq.com/s/yPuw8qelwN-iH4CqTRxcVg

童辉杰 . (2004).“非典(SARS)”应激反应模式及其特征 . 心理学报 ,(01):103-109.

王君 .(2013). 不合理信念及其形成原因 . 社会心理科学 (04), 20-24+34.

谢晓非，郑蕊 . (2003). 风险沟通与公众理性 . 心理科学进展 ,(04):375-381.

赵旭东，钱铭怡，樊富珉 . (2003). 心理－社会干预系统在突发性事件中的意义和作用 . 中国心理卫生杂志 ,(08):580-583+564.

第三章
心理应激反应的家庭应对方法

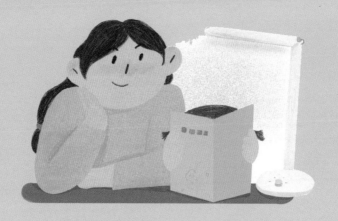

家庭如何合理安排
居家生活

　　家庭是我们的港湾，在疫情期间限制出行的情况下，居家生活成为我们的主要生活内容。因此，我们首先要合理安排家庭成员的居家生活。

1. 安排好家庭日常生活：建立共同生活的规则和模式

　　由于疫情和假期的叠加，全家人都从原来的生活秩序中脱离出来，容易产生无序和混乱的感觉。同时，家人一整天都共处同一空间，生活、工作、学习、娱乐，也需要互相适应，重新建立起所有家庭成员都感到舒适的共同生活的规则和模式。

▶ （1）日常生活

保持正常和规律的生活作息对全家人的身心健康都非常重要，闭门在家，也要遵循固定的起居时间，到点起床，按时睡觉，按时吃三餐。家庭成员可以就家务安排做个分工，尽量鼓励平时没有机会做家务的配偶和孩子参与到整理、清洁、食物准备和育儿相关的家务中来，提高家庭成员的参与感，锻炼孩子的生活能力。

共同的生活事务安排好后，也要尊重家庭成员的生活习惯和个人空间。比如不要打扰家人的工作和学习，自己娱乐时不要打搅家人休息，不随意指责家人的生活习惯，创造大家都感到轻松自由的家庭氛围。对于空间和界线问题，更多详细信息可以参看第四章第一节"（3）有限的空间里保持适当的界线"。

宅家期间，儿童长期不能出门活动，可能会出现烦躁、多动、沉迷电子产品、乱吃零食、忽视学业等情况，家长可以引导或陪伴孩子制作假期作息表，合理规划学习、运动和游戏时间，具体可以参看本章第 2 节"如何帮助孩子度过特殊时期"。

以下是一张假期作息图表海报的参考设计。也可以和孩子共同发挥想象力，设计属于家庭自己的独特海报。

居家日程安排表

要完成的事	开始日期	结束日期	实际天数
寒假作业			
兴趣课			
锻炼			
漫画游戏			
开学预习			

每日作息

07:30-8:00	起床、洗漱
8:00-9:00	早饭
9:00-12:00	寒假作业
12:00-14:00	午饭、休息
14:00-16:00	兴趣课及练习
16:00-18:00	锻炼、动画片
18:00-19:30	晚饭
19:30-21:00	阅读、游戏
21:00-21:30	洗漱、睡觉

读书大作战

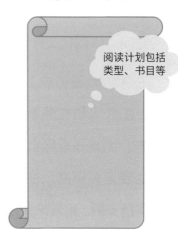

阅读计划包括
类型、书目等

可以让孩子自行发挥，写一些他／她的准则、感想、目标，示例是一个小学三年级学生的寒假目标：

- 合理玩耍游戏，切记控制情绪。
- 开上读书火箭，作业一定认真。
- 为家干点家务，亲近家庭关系。
- 享受幸福寒假，共度欢乐节日。

▶ （2）日常工作和学习

当假期或隔离期临近尾声，工作人员陆续复工，学生在家陆续在线复学，家庭成员可以提前几天按照正常上班、上课的时间表安排作息时间，看书、运动或者恢复性办公。家长可以和孩子核对好办公和学习的时间表，合理分配笔记本、平板电脑等硬件资源，划分各自工作和学习的区域，约定好不能被打扰的时间，以保证工作和学习的效率。

在家办公易造成工作和生活角色的混淆。为尽快进入工作氛围，工作人员在外表打扮和工作环境上最好尽量保持上班时的状态。尤其是视频会议时，要保持职业、专业的工作形象，背景也要避免暴露太多私人生活内容。电话会议时要提前告知家人保持安静。如果条件允许的话，去书房这样的单独空间办公。

对于低学龄期儿童，在家上学困难比较多，家长可以尽量为孩子营造一个家庭学习环境，比如上课期间穿常服，收拾整理好书桌，备好文具书本，如同正常上学一样做准备。课前家长调试好电脑后便离开，告诉孩子在网课时间跟随老师，课后如有需要，家长再来帮助孩子查缺补漏。对于白天要外出上班的家长，需要及时关注各类学习平台、班级群的通知，提前帮孩子准备好时间表，下载好上课需要的课件并及时检查孩子的学习和作业情况，帮助孩子尽快适应网络教学的形式。网络教学对学校和老师也是一个新形式，家长有问题和建议要多和校方沟通。家长对工作和生活从容不迫的安排对孩子是很好的示范作用。

2. 保持家庭的清洁卫生

疫情期间，一家人多天不出门，保持家庭的清洁卫生不仅让心情愉悦，更是保证了居住环境的安全。除了按时用消毒药水清洁家居洁具、用 75% 酒精或灭菌湿纸巾清洁手机等电子产品外，要特别做好外出回家的清洁工作，第一时间换鞋、洗手、将外套挂至阳台通风处。

如果家庭成员中有在高接触风险的环境中工作，如医院、交通、超市、社区等战疫一线，为保证其他家人的健康，要更严格做好进门消毒换装和个人清洁的程序，条件允许的话最好实行错时分餐制和分房居住。

对于家中老人不注意清洁卫生、不愿意戴口罩、随意外出等增加家庭成员感染风险的行为要及时劝阻，可以多给他们看一些权威的科普信息，告知不当行为的风险和后果，有必要的话可以请家族中较有威信的成员，如亲戚中的医护工作者，来说服他们。

3. 保证家庭的饮食健康

准备饮食时，蔬菜要漂洗干净，水果去皮，为了尽可能杀死所有的携带病毒，动物性食物如肉蛋奶等要加热煮熟。督促家人减少烟酒摄入，多喝水，在供应有限的情况下，尽量保证营养均衡。要注意食品安全卫生，即便存粮不够，过期和变质食品也不能食用，减少因消化道疾病就医的风险。

制作食物和吃东西前都要勤洗手。家庭成员比较多时，就餐时要使用公筷，做好餐具的消毒和厨余垃圾的收集处理。

疫情期间，由于焦虑、压力等原因，家庭成员容易产生情绪性饮食（如焦虑时的暴饮暴食、担忧时的茶饭不思、酗酒等情况）。与家人一起进餐，可以降低情绪性饮食的发生概率。

家人一起吃饭时，尽量聊一些开心的话题，避免在饭桌上谈论负面新闻、争论或指责其他家庭成员。

4. 制订家庭的采购计划

少出门可以降低自己和家人感染病毒的风险，获得更多安全感，间接减少心理上的压力。这要求家庭单位要做好物资盘点，检查食物、消毒用品、口罩、药物等物资的储备，合理安排采购计划，尽量使用网络购物等非直接接触的购物方式。疫情期间，很多生活小区采取封闭式管理，无法自由出入，很多食物和生活物资的获取需要通过小区或者电商团购。家庭可以多关注社区、小区、楼栋群的消息，依靠邻里资源，寻找靠谱、可信任的采购渠道。对于不熟悉电子产品无法参加团购的老人，在外的子女和亲友要主动联系社区和邻居，寻求帮助，避免老人产生生活上的困难和心理上的无助感。有的封闭地区，两三天允许一名家庭成员上街采购生活用品，可以尽量派免疫力好的家庭成员带好购物清单出门采买，出门采购的成员需要做好个人防护，速去速回。

5. 和家人一起做降低焦虑的简单重复劳动

疫情期间的各种负面信息会使人处于高警觉状态，这个时

候我们的大脑难以进行深度思考，只是想不停地做点什么。此
时最适合的工作就是浅显易上手、需要大量快速应对的事情，
比如整理家里的书籍、整理过季的衣服、做清洁、做饭、整理
电脑文件等等。这些简单重复劳动，可以有效降低焦虑。

　　可以和家人一起完成整理活动，比如在整理衣橱的过程中，
保留什么，丢弃什么，哪些衣物背后有着怎样的家庭故事，对
于家庭来说是一个很好的沟通和交流过程。

　　和长辈或孩子一起准备比较复杂的食物，比如包饺子、蒸
馒头，边劳动边聊天也是有效缓解紧张情绪的好方法。

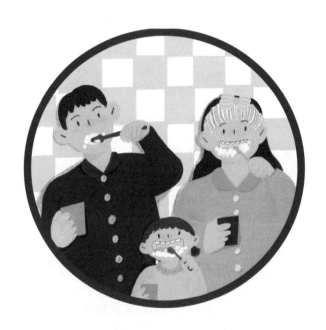

如何帮助孩子度过
特殊时期

疫情带来的居家生活，也使孩子们日常和小伙伴们的交往机会没有了，户外活动变成了一种奢望。对孩子来说，生活变得无聊和松懈，取而代之的是新闻里、大人口中不停谈论的关于疫情的各种信息。对大人来说，孩子的日常规律安排被打破，还没及时反应过来考虑如何合理地安排孩子的时间。于是很多孩子更多时间抱着手机玩游戏、看视频，这又引发了大人和孩子的冲突。

如何合理安排孩子在疫情期间的生活，在保护孩子安全的同时又能让足不出户的生活过得有意义？建议家长们从如下的几个方面考虑。

1. 为孩子树立榜样

家庭是一个紧密联系、相互影响的系统，每一个成员的情绪和行为往往会影响到其他家人的情绪和行为，同时也受到他人情绪和行为的影响。特别是在面对重大疫情时，父母的紧张、焦虑往往会引发家中儿童更大的担忧和不安。同样地，如果父母能够冷静理智地传递正确信息，沉着有序地规律生活，也会给儿童带来莫大的安慰和支持，带动他们积极地调节状态，应对疫情。

在面对疫情的过程中，无论是儿童自身还是身边的家人，出现任何一种或多种应激状态或行为，这都非常正常，都是个体面对应激时的自然反应。出现这些反应并不说明一个人心理脆弱、不够坚强，这与胆小、软弱无关，更不能说明他 / 她不够勇敢。实际上，应激反应是刺激物和个体自身的身心特性交互作用的结果，不仅仅由刺激物引起，还与个体对应激源的认识、个体处理应激事件的经验等有关。只要我们能正确地认识了解这些反应表现，有意识地采用适当的方法进行调整，就完全有可能将这些反应调节到可控范围。

2. 为孩子做好生活安排

突如其来的社会重大事件打乱了我们的生活节奏，使我们在一定程度上失去了对生活的掌控感和安全感。疫情打乱了人们熟悉的生活节奏。这种无序还可能延续到孩子们开学后的生活中。很多儿童和青少年出现了晚睡晚起、无心学习、机不离手的生活模式。面对这种情况，我们可以通过重建一个熟悉的日常作息制度来寻找稳定杆，增加疫情期间儿童生活的规律性和价值感。

▶（1）合理安排学习时间

面对疫情，国家推行"停课不停学"的教育举措，在教师指导下，学生在家通过网络学习、完成作业，每日跟随教师照常学习知识。家长可以结合学校安排的学习科目和时间给孩子设置固定的学习和作业时间。此外，也可以结合孩子的学业知识掌握情况，进行查漏补缺，夯实学习基础。在此基础上，也有一些家长为孩子报名学习了网络课程，也可以放在孩子在疫情期间的学习计划中。但是切记这些额外的课程量不要太大，也不要过于强迫孩子学习他们不愿意学习的知识。因为，孩子在疫情阶段长时间不能外出，缺少运动和社交带来的放松，本就容易积累压力，如果这个时期的学习时间过于冗长，所学的内容又不能从孩子的兴趣出发，就很容易引发孩子的情绪和与大人的冲突。建议每天孩子的学习的时间不要超过 6 小时。

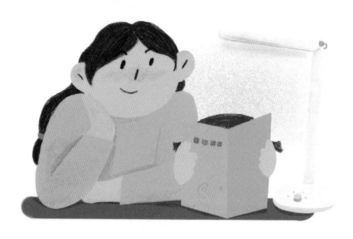

▶（2）合理安排作息时间

我们不仅要帮助孩子安排好学习时间的管理，同时也要帮助孩子调整好规律的作息时间。规律的作息是孩子身心健康的前提。放假后，很多孩子精神懈怠，加之疫情情况下，家里的大人也陷入焦虑，对孩子疏于管理，进一步加剧了孩子的不良生活方式。很多家长反映孩子们晚上 1、2 点才睡觉，躺在床上追剧、看小说、刷抖音。家长一旦介入管理，孩子就会和家长发生冲突。针对这种情况，建议家长和孩子进行沟通，制订一个大家都可以达成共识的作息时间制度，彼此遵从。

▶（3）合理安排休闲时间

在保证良好的休息和学习安排的同时，居家休闲也是疫情期间家庭生活中非常重要的一个部分。建议家长可以这样做：

① 引导孩子在不出门的情况下借助信息手段和同学、朋友保持社交，满足孩子的社交欲望。

② 鼓励孩子用自己的一些兴趣爱好填充学习之外的时间。比如，有的孩子在学习之余画画、做黏土造型等，都可以很好地调节家庭生活。

③ 还可以鼓励孩子做一些有意义的小研究、小创造。比如，有的孩子自己制作了冠状病毒的模型，用于鼓励大家坚持抗疫。

3. 减少不良信息

疫情期间，父母和孩子适当学习一些关于新冠肺炎的知识，用来保护自己是必须的。但是一定要注意对信息的筛选和浏览信息的时间控制。避免不客观的信息和不停输入的疫情信息可能会给孩子增加心理压力。

▶（1）选择客观准确的信息渠道

有一些媒体为了获取关注，会用比较夸张的语言描述疫情。在读到这些信息的时候，人们的情绪可能会受到比较大的影响，往往会出现愤怒、恐惧、悲伤、焦虑、无力等情绪。因此，家长在选择这些新闻的时候，特别是带着孩子一起看这些新闻的时候，尽量不要选择那些对人的情绪刺激比较大的信息。对于一些不可靠、不真实的信息更是要注意信息的来源、事实和数据是不是可靠。不要轻信，更不要轻易传播。家长更是要注意引导孩子不要随意传播虚假信息，当遇到无法确定信息时可以请教老师或爸爸妈妈。

▶（2）注意浏览疫情信息的时间

在疫情期间，很多人不停地浏览关于疫情的各种信息，头脑中充斥大量的负面信息，对情绪的影响非常大。比如，有的青少年因为大量阅读感染病毒的死亡报道后，开始出现晚上无法入睡的反应；还有的孩子想起以往亲人、邻居去世的事情，害怕得晚上哭泣。所以，如果孩子年龄还处于义务教育阶段，建议家长尽可能选择在固定时间带领孩子了解疫情信息。比如，每天吃过晚饭时，和爸爸妈妈一起看《新闻联播》，或选择一两个官方网站收看相关的报道。在固定时间浏览信息，并控制浏览的时间长度，一方面可以让我们增加对自身安全的掌控感，另一方面也不会过于增加孩子的心理负担。

4. 营造宽松的氛围

新冠疫情暴发后，官方鼓励人们通过不出门的方式控制疫情的传播。家成了人们最安全的港湾和心灵慰藉的依靠。但是由于平时人们习惯了各自忙碌，很多人也习惯了通过外出娱乐的方式带着孩子放松。如何能够在不出门的情况下为孩子营造宽松的氛围，建议从以下几方面考虑。

▶（1）选择与孩子分享轻松、积极的资源

家长可以选择一些适合孩子看的、有积极意义或轻松诙谐的视频、文章等内容，与孩子分享，让快乐的心情传递。也可以给孩子传递不同群体的事迹，如医护人员、快递人员、心理咨询人员是如何驰援疫情一线的。

▶（2）建立家庭讨论会制度

家长可以和孩子建立一个相对固定的交流会，每周选出固定的主题和孩子沟通，如可以和孩子一起讨论一些社会问题、亲子互动问题的想法。这样的家庭讨论会不针对谁，只是平等地讨论和沟通各自的想法。在讨论之后，也可以形成一些解决问题的办法，甚至可以建立一些监督机制，帮助讨论结果落实到现实生活中。这既让孩子有参与感，感受到自己的一些想法是被爸爸妈妈重视的，也给爸爸妈妈倾听孩子想法的机会，从

而增进彼此的理解。关于家庭会议的更多信息，还可以参看第四章"如何处理疫情下的家庭'三角冲突'"。

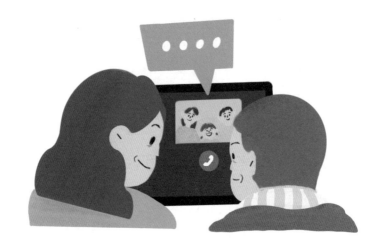

▶（3）调整日常习惯的与孩子沟通的方法

耐心地倾听孩子是很多家长需要学习的一门技术。很多时候家长不允许孩子把要说的话说完，而根据大人自己的主观意愿判断孩子的意图，给孩子带来不良的心理感受。比如，有一个 12 岁的来访者女孩讲过这样的一个例子：有一天下雪，她在户外玩雪，天气特别冷，她回家后有一些感冒，和爸爸说话的时候，她让爸爸离她远一些，爸爸就认为是女儿嫌弃自己，事实上却是女孩怕把感冒传染给爸爸。这就是典型的不让孩子把话说完的例子。也有一些家长是典型的控制型家长，事事要求孩子按照自己的要求做事情，不按照大人的方式行事就会批评孩子。还有类似与孩子沟通不注意平等之类的一系列亲子互动问题，这些都要引起家长的注意，才能更好地帮助孩子。

▶（4）与孩子玩在一起

家长还可以学习一些适合自己孩子年龄的家庭游戏与孩子一起玩，增进彼此的感情，也可以在游戏中对孩子的价值观和思维方式进行引导。比如，如果孩子是幼儿园阶段家长可以主导发起一些像过家家、拼图、飞行棋等游戏；如果孩子是小学低年级可以和孩子玩一些小实验类的游戏；如果孩子是高年级可以与孩子一起玩一些平板游戏；如果是初高中学生，需要给孩子留下更多的个人空间，让他们可以做自己喜欢的，父母偶尔和孩子聊聊天就可以了。

5. 理解、接纳孩子的反应

▶（1）接纳孩子的身体反应

在疫情期间，孩子有可能会出现腹痛腹泻、胸闷汗多、颤抖抽搐等生理应激症状，这些有可能都是疫情压力导致的。压力让人的大脑和身体都处于"紧绷"的状态。当孩子出现这样的反应时，家长应考虑到有可能是压力导致的应激反应，应及时安抚孩子，帮助孩子放松情绪，或者帮助孩子转移注意力。

▶ **（2）接纳孩子的心理反应**

长时间的居家封闭和限制外出，给孩子带来的不适应感会多于成人。这时候，也比较容易产生烦躁的情绪。家长要注意相对结构化地安排孩子的时间。与孩子讨论制订出一份切实可行的疫情期间时间安排表，有规律地生活。

6. 阅读和观看导向积极的书籍或影视作品

疫情期间，很多儿童和青少年通过阅读和观看影视作品打发时间。在这个过程中，他们可能会不断刷微博抖音等短视频平台中的各种短视频，或是观看一些网络文学和游戏解说，其中不乏一些对儿童和青少年身心影响消极的素材。家长在经过了解后，可以和孩子进行沟通，引导孩子自己调整内容，而不是硬性没收或叫停，特殊时期会更容易引发孩子的叛逆行为。

如何帮助有心理
应激反应的家人

1. 每天固定时间段分享和吐槽应激事件

对于如此重大的应激事件，可能家庭中的每一个人都在密切关注，也会对家庭中的每一个人造成不同程度的冲击，使家庭成员产生心理应激反应。这时家人之间一起讨论和吐槽疫情信息，既可以通过讨论获得更多信息，更清楚和全面地了解情况，也可以给自己一个发表观点和宣泄情绪的机会，释放一些压力，有效调节心理的应激反应，还可以在交流中得到支持，发现自己有一些负面感受是正常的，并不孤单。但是，讨论不能毫无限制，过多的讨论可能造成更多的焦虑、担忧等情绪。所以，建议家庭成员每天选择固定时间吐槽和讨论，例如每天 20:00-20:30。这样，既能通过家人的讨论了解情况、缓解情绪，又避免了信息过量造成的冲击。

在日常聊天中，可以多关注一些积极的话题。对于老人，我们可以请他们回忆过去遭遇的困境、困难、挫折，了解他们是怎么度过的？那个时候他们为了克服困难，做了什么？（方晓义，周含芳，2020）

2. 学会互相倾听和陪伴

面对疫情这样的应激事件，家庭中的每个人产生的心理应激反应不同，有的家人可能反应不明显，有的家人可能反应强烈，出现明显的恐慌、焦虑等情绪。因为居家共同的生活，也让我们更容易觉察家人间彼此心态的变化，情绪也更容易相互影响。同时，这也是家人之间提供互相帮助的好时机。尽管不是心理工作专业人员，但只要我们应对得当，一样可以帮到有应激反应的家人。（方晓义，周含芳，2020）

▶ （1）积极倾听和反馈

在出现心理应激反应时，有些家人可能会不停地唠叨、发泄负性情绪。其他家人可能会对此感到不耐烦甚至打断、不让对方说下去。殊不知，越阻止对方，越会增加对方的负性情绪，使对方的负性情绪累积于心，很可能压垮对方，导致对方心理的崩溃。那更好的做法是什么呢？

首先，静静地听他 / 她说，让他 / 她把想说的说完，不要打断他 / 她。等他 / 她说完了，可能心里就会舒服一些。这就是所谓的"堵不如疏"的道理。在听他 / 她说的时候，要尽量地认真和专注，在必要的时候，做出一些回应，比如点头说"嗯嗯"，鼓励他 / 她继续说下去。

其次，不要过度关注他 / 她所讲的内容，而要关注他 / 她通过讲这些东西所要表达的情绪感受，也就是要听其"弦外之音"。他 / 她讲的内容不重要，内容背后的情绪感受才是关键。要感受他 / 她是紧张、担心、焦虑、愤怒、恐惧、无助，还是什么别的情绪。

最后，回应他 / 她的情绪感受，不要急于给出结论和建议。不要急于告诉他 / 她"你不要想太多，想点开心的事吧"一类的话；也不要急于告诉他 / 她这种情况下，他 / 她该怎么做。在有情绪反应时，给他 / 她建议，他 / 她是很难听进去的。要回应你听到的情绪感受，例如"我知道你害怕，放心，有我在""我们都在你身边，我们一起渡过难关"。

▶（2）支持与陪伴

通过倾听或者观察，了解家人的情绪感受之后，能够共情这些情绪，会进一步帮助有应激反应的家人。

首先，接纳和理解对方的情绪。在听出他 / 她的"弦外之音"后，要告诉他 / 她，"遇到这么大的事情，有这种反应，是很正常的事情""其他人也可能会出现这样的情绪"，让他 / 她知道他 / 她这样的反应不过分，也不奇怪。

其次，让对方知道你在关心他 / 她。你可以对他 / 她说："看见你很焦虑，我很担心你""我知道处理这样的事对你来说很难"一类的话。让他 / 她知道，家人在关注他 / 她，关心他 / 她。

最后，提供支持和陪伴。当他 / 她和你讲话的时候，陪他 / 她坐下来，握着他 / 她的手，或轻轻地抚摸他 / 她的手或背。你也可以问他 / 她："我能为你做些什么吗？"或者，可以适当支持他 / 她所做的决定。这些都可以帮助他 / 她减轻情绪反应。

3. 尝试一些积极有益的情绪宣泄方法

面对家人的心理应激反应产生的情绪，除了倾听和共情，合理的宣泄也是有效的缓解情绪的方法。家人可以互相分享自己认为有效的宣泄方法，也可以共同进行情绪宣泄的活动。以下列举出一些情绪宣泄的方式，既可以独自进行，也可以和家人一同进行，既可以达到宣泄情绪的目的，也可以增进家人之间的互动。

（1）唱歌。可以举办家庭演唱会，可以是独唱、合唱多种形式，通过歌声宣泄负性情绪。

（2）适当的室内运动。既可以独自运动，又可以和家庭成员一同运动，例如，全家人一起跟着视频做操、跳绳、仰卧起坐、玩抛掷游戏等，注意做好运动前的热身，也可自行设计一些趣味性的游戏。

（3）撕掉烦恼。在一张纸上写下自己的烦恼和情绪，然后把这张纸撕掉。如果和家人一起进行，还可以增加分享环节，分享撕掉烦恼后的情绪变化。

（4）画画、写日记、在安全私密的环境下大吼，等等。

4. 设立情绪的缓冲区

这个缓冲区一方面指的是，在空间界限层面上，家庭成员之间不要过度介入彼此生活，平时可以在自己感觉舒适的区域活动；二是在人力分配上，避免某个家庭成员因过于劳累产生情绪上的耗竭感，加重应激反应。比如，某天妈妈情绪特别低落无法带孩子，就需要爸爸出来换手，让妈妈好好休息，尽快从不良情绪中恢复过来。

5. 善用家族、亲友、社会关系的支持功能

对于疫区家庭，隔离和高患病风险造成的心理压力是巨大的，不良情绪可能会在家庭内部传递，使家庭成员之间都存在不同程度的心理应激反应。这个时候，我们需要把社会支持系统再向外扩大，从更广泛的群体中获取信息和情感上的支持。

比如，可以利用微信里的家族群，让同在疫区或异地的亲友通过视频聊天、转发积极正向的、给人信心的文章和新闻、语音留言鼓励、寄送抗疫情急需物资、提供经济和情感支持等方式，让产生应激反应的家庭成员知道自己并不孤单，感受到亲友的支持，意识到自己掌握的资源，以发展性的心态来看待疫情。

与亲友的联系频率，至少保持每天一次以上。

如何帮助被隔离的家庭成员

1. 帮助家庭成员接纳新的身份

如果有家人被隔离观察或者治疗，家人可能会一时无法接受这个新身份——"隔离者"，有抗拒、不满或者恐惧的情绪。这时，理解家人这种一时无法适应的情绪，不要着急，也不要责备家人，同时可以用以下的方法帮助他／她逐渐了解和适应新身份。

（1）帮助家人了解被隔离后的生活样貌，例如在什么样的环境下隔离，会得到哪些照顾和治疗。

（2）帮助被隔离家人了解新身份的权利义务、行为规范，在隔离期间内需要做什么以配合观察和治疗。

（3）帮助家人建立信心和信念，相信隔离只是暂时的，待情况好转，一切都会回归正常。

2. 保持沟通并理解和接纳家人的情绪反应

家人虽然因为病毒被隔离了，但是不能隔离爱，要和家人保持沟通交流。在隔离要求允许的情况下，保持微信和电话联系。被隔离的家人可能出现病耻感或者担心自己成为家人的负担，不愿主动与家人联系。这时候家人要更积极主动地与他／她联系，给予他／她更多鼓励。和被隔离的家人聊一些家中与家人的近况，减少他／她与家人分开的感觉，也可以和他／她分享一些家中的趣事，缓解情绪。

除此之外，家人被隔离以后，难免会有一些情绪，比如担忧、焦虑、恐慌、害怕。这时候虽然人与我们隔离了，但是不能隔离关心和爱。我们依然可以通过电话或者网络联系到家人，接纳和理解家人的情绪，帮助他／她缓解情绪。

倾听家人的情绪。这时，耐心地倾听被隔离的家人倾诉他的焦虑、担忧、恐惧等情绪，不打断他／她，不指责他／她，不提供建议，对他／她来说就可以缓解情绪。具体可以使用本章第3节第2点"学会互相倾听和陪伴"。

表达关心和支持。向被隔离家人表达对他／她的关心和支持，比如对他／她说："我们都很关心你在隔离区的情况，我们相信你能够应付困难，我们等着你出来。"，这样的话语既可以传递关心，又可以给家人支持和力量。

3. 信息支持

　　当家人被隔离之后，也许会有很多不确定感和恐慌。这时家人如果给他／她提供一些官方发布的、可靠的信息，让他／她了解病毒的有关知识、疫情的发展和防疫情况、目前的治疗措施和方案等信息，可以增加被隔离家人的确定感和稳定感，使其更能够配合隔离和治疗。

　　除此之外，如果被隔离的家人的心理应激反应已经超出了家人能够帮助的范围，或者被隔离的家人想要寻求心理帮助，

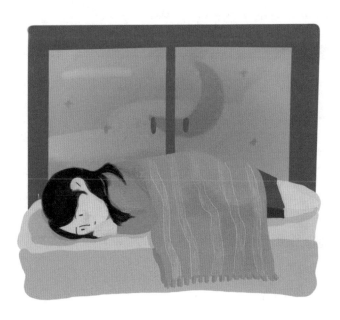

这时需要为他/她提供可靠的心理援助途径，帮助他/她缓解心理应激反应。

这里需要强调的是，为被隔离家人提供的信息一定是官方发布的可靠信息，拒绝传播未经证实的令人恐慌的谣言，这才是帮助被隔离家人的有效方式（原因可参见第二章第1节"了解新冠病毒，减少恐慌"）。

4. 物质支持

被隔离的家人，可能会有一些物质需求，但是不一定会主动提出需求。这时，其他家人要主动询问他们的需求，在隔离要求允许的情况下，除了提供衣物、食物等基本需求物品外，还可以提供一些他/她平时喜欢的书籍、音乐、影片、玩物等。

如何应对有精神疾病史
家人的强烈反应

疫情暴发期间，一些患有抑郁症、焦虑症、双相障碍等精神疾病的患者会出现病情加重或急性发作的情况，他们甚至可能会出现一些更为严重的应激反应。比如，他们的注意力可能会变得更不集中，思维持续沉浸在疫情之中不能自拔；还可能非常焦虑、害怕、惊恐、哭泣；在家中反复喷洒消毒液，与亲人反复发脾气；入睡困难，做噩梦，呼吸困难等。面对这些情况，需要对病人的情况进行准确的判断和应对。

1. 评估病人目前的状况属于什么程度

▶（1）病人及家属自评

如果家庭成员中的某个成员在疫情发生之前有长期的抑郁症等问题，并且已经接受过长期的心理治疗和药物治疗，病人自己和家庭其他成员此时就要引起足够的重视。如果发现病人有明显的的认知、情绪、行为和生理反应，特别是急性的躁狂发作，或出现严重的自伤、攻击或自杀问题，一定要及时向专业人员寻求帮助（如果你需要专业资源，可以参考第二章第 7 节"寻求专业帮助，共同应对恐慌"）。

▶ **(2) 专业人员评估**

这里主要指通过心理工作者的热线和网络进行评估。主要包括：检查病人的意识是否清楚；有无错觉、幻觉等感知力方面的问题；逻辑是否正常，是否有过于灾难化等认知误区；是否出现过于强烈的情感反应，比如自杀等想法；是否有自伤、攻击等行为；有无神经紊乱、睡眠障碍等问题。还要了解以上问题到达什么程度。

2. 在家人的协助下采取合理的应对措施

在疫情暴发期间，家庭成员是最直接、最快速的、可以为有既往精神障碍病史的病人提供帮助的重要一环。如果病人处于轻度发作，家人可以适当和病人多沟通，或带领他们通过室内运动、看影视作品、聊天等方式放松；如果病人处于中度发作，家人可以督促他们在进行放松的同时，按时服药，或通过视频的形式接受专业心理治疗师的治疗；如果病人处于严重发作，家人识别后应及时联系专业人员介入治疗并送往医院就医（如果你需要专业资源，可以参考第二章第 7 节 "寻求专业帮助，共同应对恐慌"）。

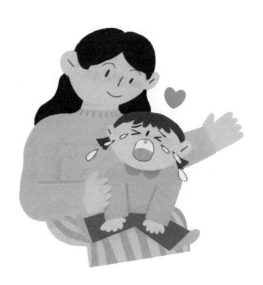

06

如何应对亲人的离世

在疫情期间，亲人不幸离世是最让人悲痛的至暗时刻。这个时候，我们更需要家人的安慰与支持，互相扶持渡过难关。

1. 听闻亲人离世时常见的心理反应和心理过程

▶ （1）情绪滞后和否认

在突如其来的噩耗面前，人们会感到不真实，不想面对，感受不到悲伤情绪，麻木或异常冷静。这种情绪的时差，是大脑在启动保护机制，帮助人们分担焦虑与压力。很多丧亲者此时来不及感觉悲痛，因为还有很多事情要做，有时头脑反而异常清醒和意识完整。此时我们并没有启动哀悼机制，悲痛也没有被释放，很可能哭不出来，看似平静，但是会出现反应迟钝、难以保持专注、麻木、容易忘事等解离的症状。

理性上，我们知道亲人已经不在了，但在情感上，我们可能在很长的时间里都不能接受这个事实。否认，是面对丧失的心理过程中的第一个阶段，典型的反应就是闭口不谈亲人的去世，迅速投入到其他事情中。

疫情期间，亲人离去，可能无法见上最后一面，无法举行葬礼和哀悼仪式，情绪滞后和否认的时间，可能会更延长。

▶ **（2）愤怒**

在丧失之痛的第二个阶段，我们常常会愤怒。为什么是我的亲人？为什么这件事要发生在我家？否认和隔绝的屏障开始失效，强烈的情绪将我们淹没。我们可能会怪罪于我们能找到的任何理由，甚至在世的亲人会互相埋怨："为什么没有及早送医？""为什么没有拦着他出门以致感染？"这个时候，也是家庭关系比较紧张的时刻，丧亲者有可能会直接用言语攻击家人，与兄弟姐妹撕破脸，而这恰恰暴露了他们自身的脆弱和痛苦。

▶ **（3）自责和讨价还价**

试图夺回悲剧的控制权，是丧亲者无助情绪的正常反应。"要是我们不去医院做那个小手术，他就不会得这个病""要是我们能早点找到床位转院……""要是我们没有退掉火车票……"

伴随这种与命运的谈判，丧亲者往往还会经历自责和内疚，认为亲人的离世自己是有责任的。这种愧疚、遗憾是如此沉重，我们往往难以承认和面对。

▶（4）抑郁与无助

抑郁、沮丧也是丧亲后常见的情绪，我们会被一种无力感所包裹，深感自己的无能与无助。可能会整天以泪洗面，难以入睡，没有食欲。因为疫情原因，丧亲者可能需要独自料理家人的后事，也会触发孤独和无助的感受。

▶（5）对于自己染病的焦虑和恐惧

如果亲人是因为新冠肺炎去世，家属可能因近距离照顾接触而具有很大的感染风险。之前的照顾奔波可能已经令人心力交瘁，再目睹亲人因病去世，会激发自己对染病的焦虑、对死亡的恐惧，即便体检暂时健康，仍会疑心自己已经患病，疑病又会触发更大的焦虑和恐惧，恶性循环。

在认知层面，则容易出现灾难化想法和强迫性思维，容易出现胸闷、气短、失眠、厌食等躯体反应。

2. 家中有亲人去世时的家庭应对

家中有亲人在疫情中去世，对所有的家庭成员都是难言的伤痛。家庭成员的哀伤是互相影响的，但同时家庭成员间的哀伤反应往往不同步，特别是在成人和儿童之间。根据家庭哀伤和哀悼理论 (Walsh & McGoldrich, 2004)，当家庭中有人过世时，对家庭来说有四个适应性的任务：公开的沟通，分享哀伤体验，家庭成员一起参与丧礼和哀悼仪式，鼓励情感表达。

这个时候丧亲家庭可以做的事情如下。

（1）在生活上互相体谅，尤其要注意照顾好家里免疫力相对较弱的老人与儿童，关注家人身体状况，避免照顾者后续的感染或因劳累引发其他疾病，加剧全家恐慌。当家人在麻木或者抑郁状态下时，让他们好好休息，静静消化情绪。

（2）由于当前疫情时期的政策，若有亲人因新冠肺炎过世，家庭缺乏与逝者告别的机会，也无法正常安排具有心理修复意义的丧葬与祭奠仪式，因此家庭成员缺乏情绪宣泄的机会，也无法在与人接触的集会过程中与亲友分担痛苦。在有机会安排正式丧礼之前，丧亲家庭可以用自己的方式在家里举行一些小的祭拜和纪念活动，比如给逝者准备食物"做七"、上香、把想对逝去亲人说的话写成信烧给逝者、或者把难忘的家庭故事记录下来，一起去做逝去的亲人还没有完成的工作、吃他 / 她爱吃的饭、整理他 / 她喜欢的礼物，等等。祭拜的仪式可以让家庭成员增强对生活的控制感，并让丧亲的痛苦有一个出口。

（3）避而不谈亲人的去世会让哀伤持续的时间更长。家人可以一起怀念逝去的亲人，回忆每个人和逝去的亲人在一起时最难忘的事，或者一些温馨美好的往事。在其他家庭成员哭泣或情绪低落时，默默陪伴，允许各种情绪的表达。可以多与亲友联系，来自其他人的哀悼和安慰可以让丧亲家庭获得更多的心理支持。

（4）留意家人的情绪状态，当发觉某些家庭成员在比较严重的创伤状态下，无法自行走出时，鼓励他们寻求专业的心理帮助。

（5）对于丧亲家庭里小学阶段以上的儿童，当他们问起父母或者祖父母去了哪里时，不用刻意隐瞒或者回避亲人去世的消息，可以在亲属的陪伴下告诉他们至亲已经离开，留下的亲人会好好地照顾和爱护他们，他们是安全的。同时，在生活上要增加对丧亲儿童的陪伴和照顾。

07
如何应对家庭风险

1. 如实讨论家庭在疫情中面对的风险

疫情给家庭的冲击绝不仅仅是心理上的，还有一些实际的问题，比如对家庭成员学习和职业发展的影响，停工停业对家庭经济的影响，在照料儿童、老人、病人生活方面的困难等等。如实地面对具体的风险和困难，而不是回避这些问题，可以让我们增强现实感和控制感；而我们能控制自己生活的信念，是遭遇重要社会逆境时的保护性因素。

▶ （1）一起讨论面临的风险

找一个时间，主要家庭成员坐下来，分门别类地讨论一下如果疫情继续发展或者还要持续一段时间，家庭可能面对怎样的风险。

（1）职业和学业：失业、工作机会流失、升学、留学、进修计划推迟或者变更。

（2）收入：收入来源是否会受到冲击，收入的改变随疫情持续时间的长短会如何影响生活。

（3）生活困难：老人、儿童、病人、失能家人的照顾，生活物资的供应等。

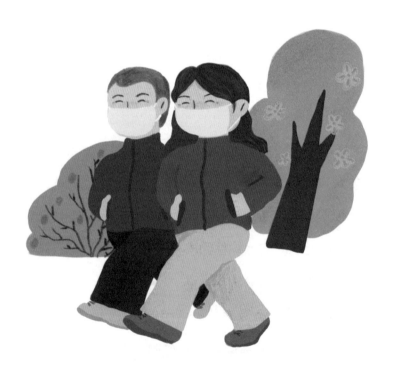

▶ **（2）盘点我们现在的情况**

包括：家庭的经济情况（存款、资产、预期收入、还贷情况等），应急和生活物资的盘点，复工、复学的时间安排。

▶ **（3）找出家庭可以利用的资源**

这里可以借鉴危机咨询中寻找个体自身资源（过去、未来、现在）以建立自信、明确目标的干预方法，找出家庭可以利用的资源。

① 过去——家庭在遭遇困难时是如何度过的，比如经济窘迫、家庭成员新生或重病需要照顾时，是如何成功应对的，当时是否有策略可以供现在借鉴。

② 现在——如果遭遇经济和生活困难，有没有一些现有的资源比如亲戚、朋友、同事同学甚至社区邻里可以求助的。

③ 未来——是否有可以给人信心的利好资源，能够给家庭顺利抵御风险带来信心。

2. 做好家庭应急计划的制订

主动做好家庭的风险控制，制订家庭应急计划，可以增强我们有效应对社会逆境的一致感，这是一种对内部及外部环境可预测性的自信感觉，表明我们既能对事件进行合理预期，又能对事件结果的可能性有所把握。

根据对上述风险、现状和资源的盘点，我们可以事先制订好家庭的应急计划，调配可以利用的资源，主动应对疫情对家庭的冲击。

3. 对可能遭遇困难的家庭成员的心理帮助

社会支持、胜任感和社会性一体化等因素具有明显的减消心境压抑的作用，即具有压力缓冲效应。在讨论家庭风险时，应该对可能遭遇困难的家庭成员（比如面临失业、照顾压力的成员）表示情感上的支持，我们可以说一些支持和鼓励的话语，如"我们是一家人，我们要一起来面对这个问题""不管发生什么，我都会支持你""我们之前那么难的日子都过来了，这次相信也会找到解决的方法"。

在困难被充分讨论的时候，感受到被支持的家庭成员的焦虑程度会降低，他们会自行拓宽注意力的范围，开始寻找解决问题的资源。

参考文献

Arne, O., Anders, F., & Francisco, E. (2001). Emotion drives attention: Detecting the snake in the grass. Journal of Experimental Psychology, 130 (3), 466-478.

Geert, E. S., Trudy, T. M., Roos, C., Berthold, P. R. G., & Rolf, J. K. (2009). Delayed Posttraumatic Stress Disorder: Systematic review, meta-analysis, and mata-regression analysis of prospective studies. Clinical Psychiatry, 70(11),1572-1582.

Friedman, R. (2011). Emotional Jet Lag. Retrieved from https://www.psychologytoday.com/us/blog/broken-hearts/201104/emotional-ject-lag

Walsh F (2007). Traumatic Loss and Major Disasters: Strengthening Family and Community Resilience. Family Process, 46(2), 207-227.

方晓义，周含芳（2020年，2月11日）.心理战"疫"｜家庭是应对新冠肺炎疫情心理应激反应的第一战场.来自互联网：https://mp.weixin.qq.com/s/mf6Hnlt2PrxlLQmyRS-eZA

黄力强（2020年，2月4日）.肺炎事件期间注意力的调整.来自互联网：https://k.sina.com.cn/article_2124970203_7ea878db01901j9ak.html?from=psychology

贾晓明.（2010）.灾难后丧葬仪式的心理修复功能.神经损伤与功能重建，5(4)，250-252.

王嘉懿（2020年，1月31日）.情绪的"时差".来自互联网：https://k.sina.com.cn/article_2124970203_7ea878db01901j2bj.html?from=psychology

徐洁.（2008）.丧亲青少年哀伤的质性研究及箱庭干预.学位论文.北京师范大学。

伊丽莎白·库伯勒·罗斯，大卫·凯思乐著，张美惠译.（2008）.当绿叶缓缓落下：与生死学大师的最后对话.成都：四川大学出版社.

第四章
如何应对疫情引发的家庭冲突

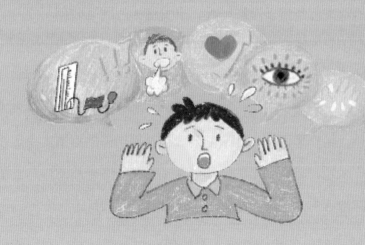

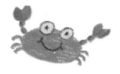

　　传染病疫情会带来个体的焦虑、不安，这些情绪又会在家人的互动中表现出来，引起冲突。疫情期间，大部分人居家禁足，每天都面对面"大眼瞪小眼"，如果这个家庭的关系本来就非常融洽，一家人巴不得多聚在一起，享受难得的团圆时刻。而对于本来就有矛盾的家庭来说，疫情则成为了家庭冲突的"放大镜"。每个人的一举一动都在全家人的关注下，亲子冲突、夫妻冲突、婆媳冲突难免会显现出来，可能产生更多的焦虑、不满、生气等负面情绪，给心里添堵。北京师范大学心理学部的疫情支持热线粗略统计发现，将近一半的热线电话是有关家庭矛盾的，这些矛盾的内容包括生活习惯、原有矛盾升级、孩子教育等。

　　在这一部分，我们就来看看如何应对这类问题。我们首先来看如何应对冲突，再来看看如何增进家庭成员之间的关系。

如何应对家庭冲突

心理应激反应是个体在面对各类紧张性刺激物（如当下正在发生的新冠肺炎病毒）时，大家普遍都会出现的一系列包括生理、心理、情绪和行为上的综合变化。

1. 认识冲突及冲突背后的心理需求

那么，家庭里为什么会产生冲突呢？对方为什么会抓住一点小事斤斤计较？我又为什么总看对方不顺眼呢？

《非暴力沟通》的作者马歇尔·卢森堡（Marshall Rosenberg）博士认为，批评和指责的背后往往暗含着期待。对他人的批评实际上间接表达了我们尚未满足的需要。如果一个人说："你从不理解我。"他实际上是渴望理解。如果妻子说："你怎么总是玩手机不理我。"实际反映了她希望得到对方的关注。

如果直接说出需要，对方就较有可能做出积极回应。但如果我们通过批评来提出主张，对方的反应常常是申辩或反击，于是冲突就产生了。不幸的是，大多数人并不习惯从需要的角度来考虑问题。在不顺心时，我们倾向于考虑别人有什么错。例如，如果孩子不按时做作业，我们可能会指责孩子不听话；如果丈夫没有做家务，我们会抱怨他太懒了。而指责往往会使矛盾越来越尖锐，冲突不断升级。

冲突的背后是我们尚未满足的心理需求。马斯洛将人的需求划分为五个层次：生理需求（如吃饭、睡觉、喝水）、安全需求（如人身安全、健康保障、免遭疾病等）、归属和爱的需求（如友情、爱情）、尊重的需求（包括自尊和受人尊重）以及自我实现的需求（如实现抱负、发挥潜力）（见图4-1）。需求层次越低，动力越大，受到威胁时的反应往往也会更大。疫情这样重大不安全因素的出现，虽然尚可以保证吃喝拉撒等生理需求的满足，但是人们的安全需求却受到了威胁，更容易表现出患得患失、自我否定、焦虑紧张等心理和过激行为。比如，在武汉，有的患者暂时住不了院，无助到直接去医院吵闹，而吵闹的过程中反而增加了感染的可能性。人们往往用"愚蠢""无知"等词语去形容这种人，但当我们把眼光穿过"闹"的行为表现时，会看到他／她的内心感觉其实是孤独无助的，他／她安全感的需求没有得到满足，特别需要支持。

因此，在家庭中，疫情带来的威胁感往往会促使我们向最

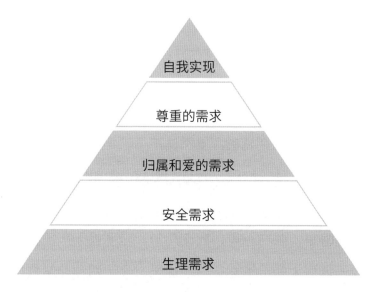

图 4-1 马斯洛需求层次理论模型

亲近的家人去寻求缺失的安全感，可当我们求而不得的时候，家庭冲突就容易产生。比如，我们可能会忍不住跟家人抱怨："这个疫情什么时候结束，什么时候能出去！"其实这是我们因安全感不足而产生的焦虑情绪，如果这时的家人一脸不耐烦地回复："你怎么总是怕这怕那的，该结束时会结束，你瞎操心什么！"这不仅没有满足我们安全感的需求，反而伤及了我们的归属感和爱以及尊重的需求，导致原本无助不安的情绪，又衍生出了

愤怒、伤心等负面情绪，促使冲突升级。相反地，如果家人的回应是："我特别理解你的心情，想要疫情快点结束，但可能一时半会儿解决不了，我们在家做一些其他的事情来缓解焦虑吧。"这类理解和安慰的话语，这时，不安的家人就会感受到需求得到了满足，避免了冲突的升级。

2. 如何处理疫情下的亲子冲突

　　疫情之下，假期延长。虽然说孩子"停课不停学"，但是由于没有集体生活的约束，又有了电脑、手机等电子产品的吸引，许多孩子过度使用手机，学习磨蹭、懒散、没有自觉性。父母看在眼里，急在心里，批评几句，孩子就大声反抗，最后演变成一场更大的亲子冲突。在这里，介绍两种非常重要的管理孩子情绪和行为的方法，不仅能让孩子按照规则自觉地完成计划，更能增进彼此的理解，促进亲子关系。

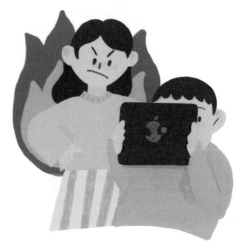

　　▶ **（1）情绪管理法**
　　情绪管理法，是指家长能够敏锐地发现孩子的情绪，能够理解孩子情绪背后的真正原因，接纳、共情孩子的情绪；同时，对孩子的不当行为划定界线，教孩子如何调整情绪，指导他们解决问题。这个方法是由美国心理学家约翰·戈特曼（John Gottman）在长期研究中总结出来的（Gottman, 2014）。

疫情当前，活动受限，孩子也可能出现焦虑、害怕、烦躁的情绪。但孩子不会直接用语言表达，而是通过一些行为表达出来。再加上孩子负责计划和执行的脑区还没有完全成熟，自制力比较差，可能会出现磨蹭、效率低、不遵守规则的行为。当你看到孩子磨磨蹭蹭、不想学习，或者写作业马马虎虎，并且一直在玩手机游戏而没有自制力时，你提醒、制止他，孩子反而大声反抗、顶撞，或者对你的提醒置之不理，当作耳旁风。这时，如果继续批评，就会爆发战争。我们以这个场景为例，来看一下情绪管理法如何实施。我们把它总结为 3 个步骤：停、说、做。

第一个步骤：停——觉察情绪，设身处地，思考产生情绪的原因

这里的"停"，包括停止讲大道理，停下用权力去压制孩子，停下对孩子的标签、偏见和期待，同时，最重要的、也是最难的，停下自己的情绪，不要试着在气头上解决问题。你的怒气

并不会真正解决问题，还会使冲突升级。可以先做三个深呼吸，再继续后面的对话；也可以在内心默念三遍："亲生的、亲生的、亲生的。"也要在心里告诉自己："当孩子有情绪的时候，恰好是对他进行情绪管理训练的好时机。"

停下之后，要觉察孩子的情绪，并思考孩子情绪和行为背后的真正原因。家长要设身处地、感同身受地去感受孩子的情绪，把自己想象成一个孩子：孩子喜欢玩游戏，是因为玩游戏很好玩、令人放松、让人兴奋、有成就感，而学习太枯燥、作业太难，让人有畏难情绪，没有成就感。所以真正的问题不是"爱玩手机游戏"，而是"作业太难，没有成就感"；要解决的问题是"如何帮助孩子解决学习和作业中的困难，提升成就感"，或者是"如何更好地进行时间管理"，而不是"爱玩游戏"这个标签化的问题。家长不能把行为当成问题。当家长可以这样思考的时候，可以增进对孩子的理解——孩子对作业有畏难情绪是可以理解的（而不是指责孩子只爱玩游戏）。

另外，该学习、该写作业的时候没有去写，孩子内心可能也感觉到有些焦虑，但他／她又无法控制自己，可能内心深处对自己也很失望。这时被家长批评、提醒，焦虑和不安化作愤怒，表现出来便是对父母的顶撞。这就是孩子内在的心理过程。在这个思考过程中，有一个重要的原则是，家长要学会区分孩子的"情绪"和"行为"。孩子的情绪都是被允许的，可以无条件地接纳孩子的情绪，但有条件地接纳孩子的行为。也就是说，可以理解孩子写作业觉得很枯燥、不那么快乐，但是不能无节制地玩游戏。

第二个步骤：说——标注情绪，表达共情

标注孩子的情绪，就是用情绪性的词汇描述孩子的心情，并把你对他情绪的理解和接纳表达出来。例如，"我看到你很想玩手机，一直停不下来，游戏确实很好玩，让人很兴奋，而写作业就没那么好玩。""我看到当我提醒你不能玩要写作业时，你非常生气，也很焦虑，可能是因为作业太难了，你不想去面对，也没有成就感。"

在这个步骤中，只陈述孩子的情绪和想法，不讲道理，不评判，不贴标签，等待孩子的回应。一般情况下，当家长可以这样心平气和地理解和接纳孩子的情绪时，孩子也多半会停下来，愿意和你对话。其实这个步骤挺难的，因为很多家长并不知道该如何表达孩子的情绪，该如何表达对孩子的理解。如果觉得很难，可以用这样的句式：

"你觉得很 _____（描述情绪的词），因为 _____（问题的真正原因）。"

这里我们列举一些孩子们常见的情绪供填空选择：

快乐、惊讶、害怕、恐惧、沮丧、悲伤、痛苦、忧郁、生气、愤怒、厌恶、焦虑、怀疑、不安、平静、害羞、舒服、羞愧、烦闷、无聊、恼火、犹豫、不甘心、嫉妒，等等。

第三个步骤：做——划定行为的界线，和孩子一起解决问题

理解接纳孩子的情绪，并不代表无条件地接纳孩子的行为。这一步，要帮助孩子认清楚：哪些行为是合适的，哪些行为是不恰当的，并一起探索解决问题的方法。这里解决问题的方法包括两个方面：

一方面，是探讨有情绪的时候应该如何表达更恰当。例如，"你刚才玩游戏玩得正高兴，妈妈提醒你写作业，你非常生气。我可以理解，在兴头上被打断会很生气，但是顶撞父母是不对的，你可以怎样表达自己的生气？"

另一方面，是解决真正面对的问题。沿袭上面的例子，不想写作业，无法控制玩手机的问题应该如何解决？家长可以说："虽然妈妈理解，游戏更好玩、更轻松，但是我看到你已经玩

了 1 个小时了，你需要在 5 分钟之内结束战斗。然后我们来讨论一下你作业中的困难。"或者说："其实你也很想有自制力，不再玩游戏，按照计划去写作业，但是似乎比较难控制自己，那我们一起想个办法，看看如何能够增加自控力。你需要爸爸做什么？"当家长可以这样说的时候，孩子觉得被理解，而且家长是和孩子站在一起的，帮他/她面对问题，支持他/她解决真正的问题，而不只是一味的指责和批评。

在这个过程中，家长不批评、不压制、不漠视孩子的情绪，能够抵达孩子内心深处的想法和需要，并能训练孩子用更恰当的方式表达情绪，解决问题。这是一个完美的情绪管理训练的过程。如果在生活中，家长可以不断地和孩子一起进行这样的情绪训练，亲子冲突会减少，孩子也能更好地觉察自己的情绪，并学会用恰当的方式表达自己的情绪，提高问题解决能力。

▶（2）行为契约法

可能有些家长在对孩子的情绪管理方面做得很好了，但是孩子依然没有自制力和自主性（其实，每个人的自控力都是有限的，更何况孩子）。这里再介绍一种方法：行为契约法。它是基于心理学行为主义流派的理论发展出来的，是一种训练孩子形成良好行为习惯的方法。行为契约法同时也可以潜移默化地培养孩子的契约精神，增加内在的自律。

行为契约法需要家长和孩子通过友好协商，列出双方要达到的切实可行的目标行为以及相应的奖惩方法，并在执行的过程中对目标和奖惩方法进行及时调整，使契约得到切实有效地执行，最终达到调动孩子行为内在动力的目的（刘朝莹，刘嘉，2017）。这个方法针对"过度使用手机""学习磨蹭、效率低""写作业不认真"等问题引起的冲突非常有效。

行为契约法有三个主要步骤：

（1）设定目标；

（2）细化奖惩；

（3）坚决执行。

行为契约的模板见下图（图 4-2，该模板是针对过度使用手机的孩子而制订的）。协商好要改变的目标、奖惩方法之后，就要坚决执行，在执行过程中确实存在困难的，可以再调整契约，再执行。

第一个步骤：设定目标。

设定目标有三个原则。

第一个原则是目标要"少而精"。选择最想改变的目标，

目标行为

承诺：在接下来的一周里（或者疫情结束之前的时间里），有节制地使用手机。每天吃完中午饭可拥有手机1小时，每天晚上写完作业后可拥有手机1小时，其他时间不能拥有手机。每天使用手机时间一共不超过2小时。

奖惩：

如果能够做到以上承诺，每天奖励"1小时自由时间（完全不被打扰，手机除外）"。

如果连续一周都可以做到，则奖励价值100元以内的玩具一套。

如果任意一天超过了规定的手机使用时间，则第二天减少玩手机30分钟。

目标行为

_____（家长的姓名）承诺：在接下来的一周里（或者是疫情结束之前）每天放下手机一小时，专心陪孩子玩游戏、讲故事。

奖惩：

如果能够做到以上承诺，可以获得孩子亲手做的礼物一个。

连续一周都能做到，可以获得孩子捶背一周的奖励（伴侣奖励300元也可以）。

如果一天不能做到，则第二天补上，并且没收手机2小时。

连续一周不能完成，则罚款300元。

承诺人：　　　　　　　见证人：

图 4-2 行为契约模板

最多不超过 3 个。

第二个原则是目标要"可量化"。大目标要拆分成小目标，目标有客观标准，可操作性强。

第三个原则是"小步子走路"。坚持小改变，不要急于增加目标任务量。例如，家长和孩子商量的目标是"认真写作业"。这个目标就太大了，容易产生分歧，要细化成更具有操作性、可量化的小目标。这个目标可以改为："写作业时，桌子上只放相关的文具和书本；完成作业前，不随意离开椅子去做无关的事情，喝水、吃点心、上厕所之类的事情在休息时间完成。作业正确率在＿＿% 以上。"

第二个步骤：细化奖惩

只有目标没有奖惩，这个目标行为就形同虚设，所以要有非常详细的奖惩措施。奖惩的设计有四个原则。

一是"投其所好"，奖励措施对孩子要有吸引力。

二是"及时奖惩"，及时强化，才能让孩子尝到甜头，继续坚持下去。例如，一个家长设计的奖励是，如果目标中的行为可以坚持一周，就可以奖励孩子去郊游一次。这样的奖励太遥远了，没有及时强化，可能无法坚持。

三是"物质和精神奖励并用"。物质奖励在契约初期效果明显，精神奖励的作用则更加持久。

四是"惩罚要遵循先提醒、再预警、最后惩罚的顺序"。奖惩的作用不是真的为了惩罚孩子，而是对其有督促作用。所以，如果发现孩子没有按照契约进行，要进行友好的提醒、严厉的预警，如果都没有用，就坚决地实施惩罚。

实施以上步骤的前提是和孩子平等、友好地协商，如果在协商的过程中用家长的权威去压制孩子，那就相当于签了"不平等条约"，行为契约也不会起作用。如果在友好的气氛中，孩子和家长都认同契约的条款，就可以郑重地签约，并把行为契约贴到家里非常醒目的位置。

第三个步骤：坚决执行契约

承诺之后，就要坚决地执行契约。可以制作一个"行为契约打卡表"，每日目标行为完成后打卡，并执行约定的奖惩。执行契约的一个主要原则是"温和而坚定"。温和沟通，孩子耍赖时要坚决执行。父母也要说话算数，做好榜样。如果发现契约在现实中比较难执行，可以再协商调整。经过 2~3 周的行为习惯的练习，孩子们内在的自制力会被激发出来，亲子冲突也得到解决，亲子关系会更加和谐。

▶（3）有限的空间里保持适当的界线

面对疫情，最好的防范方式就是居家不出门。当一家人需要在封闭有限的空间中共处的时候，很多在平时并不明显的家庭矛盾在这种情况下反而凸显出来。微博上最近有一条热搜："大家这段时间忍忍，尽量不要跟家里人吵架。因为吵架了也没法离家出走。"由于疫情影响，夫妻、亲子和其他家庭成员共处同一屋檐下，却冲突不断进而影响到家庭关系、婚姻关系。很多争吵都是生活习惯不同、旧有矛盾复发等原因造成的。

"越是亲密的家人，越容易互相伤害。"其实说的是家人之间往往容易人际界线不清晰。所谓界线清晰就意味着家人之间的相处既亲密又独立，家庭成员的互动能做到相互关爱、彼此支持，但又允许个人有自主性。

保持适当的界线，要注意以下几个方面：

（1）保持物理空间的界线

例如，家庭日程安排里要设置出工作或学习时间，在这个时间里，每人都要有自己的一个房间，如果条件不具备，至少每人有自己的一张书桌。我们看到网上的一些报道，一个孩子上网课，全家人都站在他的后面听，让上网课的孩子觉得很紧张。这样就是没有保持合适的界线，因为物理上的挤压也会挤压人们的心理空间。

（2）保持心理空间的界线

心理的界线，是指让每个成员感受到自己被尊重，自己有自主性，可以自己做决定。由于每天的朝夕相处，有些家庭成员无意识地会随时关注某一个家庭成员。最常见的是父母跟踪孩子的一举一动，妻子跟踪丈夫的一言一行，看到不合适的行为就开始唠叨、指责，把彼此的差异放大。让对方觉得自己好像被跟踪和监视，缺少心理上的安定感和界线感。亲子界线的相关研究表明，如果大学生能够感受到和父母之间有亲密情感和父母对自己的认同、认可，感受到父母能够尊重理解自己，亲子关系会更融洽，父母需要做的是更少地侵犯孩子的自主权（刘登攀，2006）。所以，看到对方做得不妥的地方，不要随时随地无节制地干涉，应尽量协调磨合，给彼此一定的决定权、自主权。可以针对彼此不同的意见花专门的时间商议，沟通要以理性平和的方式进行，约定好不指责对方，而是看到矛盾背后可能存在的差异，看到差异背后每个人不同的感受和需求。向对方表达自己的感受和对对方的期待，在这个基础上设定行为规则，并在共处的过程中很好地执行。

3. 如何处理疫情下的夫妻冲突

　　以上主要讨论了在疫情影响下，如何解决亲子冲突的两种方法。接下来我们来讨论一下，如何处理疫情影响下的夫妻的冲突。对于大多数家庭来说，平时大家都忙于工作，在居家禁足的日子里，夫妻双方每天都要面对面，之前未解决的冲突就容易在日常的互动中显现出来，再加上疫情引起的个体的焦虑和不安，会使冲突进一步激化。下面我们介绍一项缓解夫妻冲突的重要技巧：说话—倾听技巧。

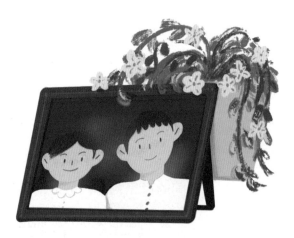

　　当夫妻之间开始争吵的时候，可能会陷入"各说各话""揪出坏人""负面读心术"的陷阱，甚至发展到人格攻击的程度。说话—倾听技巧，能够避免双方说话的时候鸡同鸭讲、根本不在同一个频道上；也能够避免谈话陷入"揪出坏蛋""争输赢"

的局面。在争吵中，谁都想证明自己是对的，对方是错的，其实赢了谈话，却输了感情。说话—倾听技巧还能够避免双方因为负面解读对方的意图而产生误解。

具体实施的方法如下。

1. 第一步：夫妻双方找到一个合适的时间，坐下来讨论双方的一个冲突。

2. 第二步：找到一个物品，这个物品在谁的手上，谁就拥有说话权。这个物品可以是一个布偶，或者类似话筒的象征物。

3. 第三步：轮流说话和倾听。手里持有象征物的人开始说话，另一方要认真倾听。倾听者复述对方说的话。然后再交换说话权和倾听权。

其中，说话者要遵守两条规则。

规则一：用"我"语言。说话者用"我"来谈论自己的感受或想法，不要解读对方的想法。通常用"你"语言的表达容易让人产生抵触心理，而用"我"语言只表达自己的感受，说出情境、事件与感受。例如，要说："我感到有点孤单，因为我看到你一整天都没怎么和我说话。"而不要说："你一整天都不理我，你到底什么意思？"

规则二：简短陈述，学会暂停。说话者陈述要保持一定的节奏和短暂的暂停，避免一直说下去。暂停后让倾听者有机会复述刚才听到的内容。

倾听者也有两条规则。

规则一：避免反驳。在倾听伴侣的时候，要学会把注意力集中在伴侣所说的内容上，尽力理解说话者的意思，避免反驳。

规则二：复述说话者所说的内容。复述是一种积极主动的沟通技巧，需要对说话者的信息进行整理和重述，包含着对对方所说内容的理解。可以以"我听到你说的意思是……"开头开始陈述。只复述对方说的话，不增加自己的观点，不进行自我防卫，也不对对方进行评判。等复述结束之后，拿到说话权的象征物，再表达自己的观点，此时对方变成倾听者。

说话者和倾听者还要遵守以下共同的规则。

规则一：遵守发言权。只有拿着象征物的人才拥有发言权，倾听者此时只可以复述自己听到的内容。

规则二：分享发言权。说话者要学会暂停，发言权要在双方之间共同分享。

说话和倾听技巧，主要目的是达成一种积极有效的沟通，让每个人的说话都被尊重，都感觉到自己被倾听；每个人都觉得自己说的话是安全的；每个人尽自己所能进行尊重地交流，减少发送的信息与接收的信息之间的误差。良好的沟通并不一定要达成一致，但是每个人的观点需要被充分地表达，被充分尊重，这样双方内心表达的需要、被尊重的需要得到满足后，具体的解决方法就会水到渠成。其实，夫妻关系冲突的本质和深层原因并不是表面看到的问题（例如，谁倒垃圾，谁来陪写作业等），而是深层心理需要的满足。当深层的安全感、价值感、存在感得到满足，表层的问题就会迎刃而解。

4. 如何处理疫情下的家庭"三角冲突"

在疫情下的居家生活中，除了亲子冲突、夫妻冲突以外，还可能出现涉及两人以上的"三角冲突"。例如，婆婆不戴口罩就出门，还老去小区溜达，媳妇说了不管用，就向老公抱怨，老公和自己的妈妈传达，婆婆又觉得自己的儿子和自己不是一条心。这时就会爆发家庭矛盾。

这里我们介绍一种适合处理这类冲突的方法，就是"家庭会议制度"。通过平等、友好协商，大家制订一些家庭的规则和传统，以便规范每个家庭成员的行为，减少沟通成本和内耗。

家庭会议制度能够减少很多的争吵，让孩子加入家庭会议，也能够培养孩子解决问题的能力，加强家人之间的合作和亲密感，强化家庭的价值观。

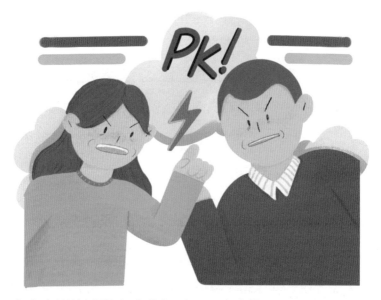

家庭会议的议程大致分为以下几个步骤。

第一步：选出会议主席、秘书。这些工作可以轮流进行。孩子们非常乐意当主席，五岁的孩子就能做得非常出色了。会议主席的职责包括召集大家开会，开始解决问题，第一个持发言棒发言，并监督发言者的发言，以确保每个人都有机会发表自己的意见和建议。

第二步：讲解规则及致谢。主持人宣布开会的规则，例如发言棒规则。拿一个物品作为发言棒，拿到发言棒的人发言，其他人只能倾听。致谢是指每个家庭成员对其他家庭成员做得好的事情表示感谢。

第三步：提出议题。家庭会议可以每周一次，也可以临时召集。例如，"如何在疫情下进行更好的防护"就可以作为一个临时议题召集紧急会议。在日常生活中，遇到棘手的问题，也可以记录下来，作为下一次的议题。

第四步：头脑风暴。大家都可以提出解决问题的方案，聚焦于问题的解决，而不是针对谁。

第五步：确定解决方案。解决方案可以变成一个简单的家庭规则。例如，"在疫情期间，除了出去买菜等必须做的事情，任何人不得外出。""每天每人在家里运动30分钟。"这些规则都可以设置监督员，不遵守者就要接受惩罚。

总之，家庭会议制度就是为了解决家庭内部的多头冲突，强化家庭价值观、规则和家庭的传统，传递出平等、尊重、协商的家庭价值理念，聚焦于问题解决，提升孩子们的行为习惯，增加家庭解决问题的能力，是非常实用的一种解决冲突的方法。

如何增进家庭
成员的关系

除了解决一些冲突外，家庭成员可以利用难得的居家团聚时间，通过一些共同的活动，增进家庭成员之间的和谐和亲密感，让这段时间成为每个人对家庭生活的美好回忆。我们可以从以下几个方面来增进家庭成员之间的关系。

1. 维持正常的家庭生活

由于疫情发展形势的不确定性，原有正常的工作、学习安排都被打乱，家庭娱乐活动都不能照常开展，家庭成员可能会感到混乱、不知所措，对生活的可控感缺失。在这样的情况下，家庭成员要尽快适应居家生活，尽量维持正常的家庭生活。

首先，家庭成员要保持规律的作息。可以通过家庭会议的方式，制订家庭的作息时间，保证睡眠和正常的吃饭、进食行为，避免无节制的沉迷电子产品。当人们对疫情充满不确定感的时候，更容易沉迷于刷手机、追剧、网络游戏，生活过得黑白颠倒。因为这样可以暂时逃避焦虑、不安的情绪。这样的行为不仅不利于情绪的缓解，可能还会增加家庭成员的冲突和矛盾。所以，大家可以通过开家庭会议的方式，共同讨论家庭作息时间，共同遵守。

其次，家庭成员要做好各自的时间管理。既要有家庭成员共处时间，又要有各自独处的时间和空间；既要有娱乐、运动的时间，也要有工作或学习的时间；既要保持家庭内部成员的沟通，也要保持家庭外亲戚、朋友、同学等支持系统的沟通和联络。维持平稳的生活能够帮助家庭成员保持对生活的掌控感，找到内心的稳定感。

2. 寻找和开展共同的兴趣爱好

悠长假期令人有时间娱乐放松，但是也可能会让人觉得无聊，这也就是为什么有些人会感叹："假期什么时候结束，再不上班，我就要受不了啦！"但同时假期的大量空闲时光也给家庭成员一个机会重拾兴趣爱好，为生活增添意义感。

首先，对于彼此不同的兴趣爱好，家庭成员之间要做到尊重，不能对对方的正当兴趣表现出过多的埋怨或厌烦；其次，要报以学习的态度。对对方的兴趣爱好做一定的了解，学习的过程既可以培养自身兴趣，也可以增加共同语言；最后，还要适当地表达支持。可能家庭成员的兴趣爱好来自自己学习的专业、从事的职业，可以通过多了解一些有关对方的专业、职业的信息，了解新的职业动态、发展，借此培养兴趣。

家庭成员可以共同完成一些事情，比如一起做家务，深度整理房间；一起做美食、做烘焙；一起做手工、各种 DIY、折纸、画画、朗诵、魔术等；一起为家里的长辈做感恩贺卡，写信表达感恩和感谢，一起跳操、跳舞，在屋里做各种运动和游戏等。网络上有许多适合全家人一起玩的居家活动和游戏，大家可以参考。

扩展资源

中国社会工作教育协会学校与青少年专委会整理的《刺激战"疫"三级包/青少年社工服务百宝箱》，里面有许多家长和孩子们共度居家生活的游戏和活动。

3. 回忆美好的过去，展望未来

本次疫情暴发蔓延时期正值 2019 年末与 2020 年初。新旧交替之际，有很多家庭成员可能本来应该已经返工返学，各自开启新一年的忙碌生活，奔向四面八方，但是由于疫情影响，大家只能选择滞留家中。其实这也是家庭成员回顾过去生活，同时表白对未来人生期待的一个机会。面对疫情这样给人带来压力的应激事件，来自家人的支持是保护心理健康的重要因素。研究显示，出现应激事件时，家庭动力越积极，青少年的心理健康水平越高（曾伟楠，赵旭东，万崇华，全鹏，李鹤展，2014）。

▶（1）亲子如何共同增进关系

父母和孩子可以花专门时间围坐在一起，共同回顾过去共同度过的快乐时光。家庭成员都会共同走过不同的发展阶段，可以按照不同的发展阶段依次回顾，在不同的时间段里发生了哪些重要的积极事件，也可以是家庭成员彼此支持，共渡难关。比如家庭成员可以聚在一起，找出家庭相册。相册中的照片记录了家庭成员共同经历的重要时刻，或者是共同的家庭旅行等。可能孩子对自己较小时候的成长经历并没有什么记忆，父母可以边看孩子小时候的照片边讲述抚养孩子长大的过程；孩子也可以看父母年轻时的照片并提问，增进对父母的了解。回顾过后，父母和孩子可以为对方写一封"家书"说说心里话，表达最想对对方说的话。这个回顾过去的历程可以让家庭成员发现家庭支持在个人成长过程中起到的重要的积极作用。这个过程也能增进亲子间更深层次的相互理解。

▶（2）夫妻如何增进关系

夫妻二人可以坐下来聊聊，看看彼此了解的程度如何。可能在密聊之后二人会发现，虽然看似每天亲密无间地生活在一起，但是可能还是"最熟悉的陌生人"。婚姻关系研究专家戈特曼（Gottman，2014）提出一个概念，叫做"love map"，即爱情地图。爱情地图指的是夫妻双方了解的关于对方的喜好、生活习惯等方面的种种细节。如果夫妻双方对对方的爱情地图了解得越详细，夫妻关系越稳固。双方不仅需要了解表层的行为信息，还可以通过真诚的自我表露，了解更多有关对方的深层的、秘密的想法、感受、个人经历、信念、愿望等信息。对彼此了解越多，意味着彼此卷入更多，关系也联结得更紧密。夫妻要在婚姻历程当中经历很多挑战，能够做到在面对变化时依旧保持共同成长，靠的是夫妻双方对彼此的了解程度，这种深刻的理解使夫妻持有对对方行为的敏感性和开放度，能够及时对对方的变化做出回应。

夫妻可以进行"爱情地图"测试，在此基础上加深对对方的了解程度。夫妻双方可以共同阅读《幸福的婚姻》（Gottman,2014）这本书，参照书中的"爱情地图游戏""爱情练习卡"等游戏来提升双方了解以及自我了解的程度。

夫妻之间开始尝试增进相互了解的程度，婚姻关系探索之旅才开始扬帆起航。当然还有其他的法则可以加以运用，比如，夫妻之间可以尝试在相互了解的基础之上，表达对对方的欣赏和赞美之情。而且培养夫妻双方的情感并非一蹴而就的事，不只限于这一次疫情暴发期间，对婚姻生活的关注应该处于持续的进行时。不过可以以此为契机，夫妻二人不仅可以回溯共同经历的过去，也可以思考共同拥有的未来，为以后共同经营的家庭做出计划。

扩展资源

《家庭与家庭治疗》——如果想要了解如何保持家庭界线，调整家庭结构，可以阅读。

《幸福的婚姻》——本书的 P51-52 有爱情地图测试，并且提出幸福的婚姻的七法则供夫妻参考。

参考文献

刘朝莹，刘嘉.（2017）.做守信的家长，培养自律的孩子.北京：北京联合出版公司.

刘登攀.（2006）.学位论文.大学生亲子关系及其人格特征的研究.西安：陕西师范大学.

马歇尔·卢森堡著，阮胤华译.（2016）.非暴力沟通.北京：华夏出版社.

王先胜，陈婉玲编著.（2001）.新婚家庭手册.广州：广东旅游出版社.

韦松 晓丁编.（1991）.婚姻恋爱忌讳.北京：中国经济出版社.

约翰·戈特曼，娜恩·西尔弗著，刘小敏译.（2014）.幸福的婚姻.杭州：浙江人民出版社.

约翰·戈特曼著.付瑞娟译.（2014）.培养高情商的孩子——让孩子受益一生的情绪管理法.杭州：浙江人民出版社.

曾伟楠，赵旭东，万崇华，等.（2014）.家庭动力在家庭应激事件与心理健康关系中的调节作用.中国健康心理学杂志,(9):1369-1371.

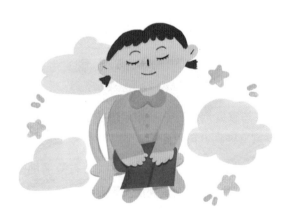

居家防疫，
《家安心安》

家庭是心理抗疫的第一战场

2020 年 1 月以来，新冠状肺炎疫情的暴发对中国社会生活的运行带来了巨大的影响。疫情当前，全国人民众志成城、响应党和政府的号召，减少外出、宅在家里，一方面有效地控制了病毒的传播和扩散，另一方面所有家庭成员长时间共处同一空间，也让家庭成为了应对新冠肺炎疫情心理应激反应的第一战场。

3 月 2 日，习近平总书记在北京考察新冠肺炎防控科研攻关工作时强调："病人心理康复需要一个过程，很多隔离在家的群众时间长了会产生这样那样的心理问题，病亡者家属也需要心理疏导。要高度重视他们的心理健康，动员各方

面力量全面加强心理疏导工作。"（资料来源：学习强国）

近日，由北京师范大学心理学部发展心理研究院长江学者、著名婚姻家庭研究与治疗专家方晓义教授主编的《家安心安：新冠肺炎疫情下的家庭心理自助手册》在北京师范大学出版社出版，这也是国内第一本专注疫情期间家庭心理自助的图书。

北师大心理人在行动

疫情发生后，1月27日国家卫生健康委颁发了《新型冠状病毒感染的肺炎疫情紧急心理干预指导原则》（新闻来源：疾病预防控制局）。同日，北京师范大学心理学部针对疫情，开通了心理支持热线和网络辅导服务。2月3日，以教育部思政司高校学生心理健康专家委员会的名义，方晓义教授及其团队策划组织了针对高校疫情心理援助热线人员的培训以及大学生心理应激与应对系列直播讲座。自2月5日网络培训直播正式上线，央视频、新浪直播间、北师大抖音和快手等各大平台联动，截止2月10日正式结束，取了了累计近1400万的在线观看人次。

▶ （1）为什么在此刻出版这本书？

在组织培训和讲座的同时，方晓义教授想到："其实，在居家隔离之后、宅家之后，更多的时候，我们求助的第一对象往往是家人。我们的家人更容易觉察到家庭成员的心理应激反应。"2 月 11 日，《光明日报》旗下《教育家》杂志在微信公众号上发布了方老师团队专题文章《家庭是应对新冠肺炎疫情心理应激反应的第一战场》。（新闻来源：光明社教育家）面对疫情，太多的资讯分享了"在面对这些心理应激反应时，该如何自助"的方法，却很少有专业的声音告诉我们，在家庭的整体氛围下，如何应对心理应激反应，我们可以做些什么才能更好地处理疫情期间出现的家庭问题、安抚家人相互感染的情绪，共度难关。我们需要一本这样的书，写给在疫情之下居家生活的所有人。

▶ （2）两个编写团队争分夺秒

方晓义教授发起并迅速组织了两个团队 13 位专家学者加入《自助手册》的策划与编写工作。一个是发展心理研究院婚姻家庭治疗方向的老师和学生们，一个是北京师耘家和教育咨询中心（家姻心理）的专业婚姻家庭咨询师。两个团队经过三四轮的讨论才敲定了图书的结构，用了 15 天的时间，组稿、再讨论、再润色，经过六轮的持续修订，终于形成目前大家看到的《家安心安：新冠肺炎疫情下的家庭心理自助手册》。

▶（3）本书解决什么问题？

本书从心理学和家庭治疗的视角，附专业心理健康量表、心理放松技术与音频，帮助居家生活的每一个家庭，系统理解和识别疫情下个体的心理应激反应，掌握应对应激的各种自助方法，帮助隔离家庭形成互助方案，应对疫情引发的新家庭新矛盾、新冲突。

关注疫情之下的特殊人群

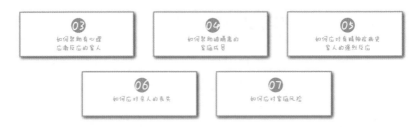

书中尤其针对儿童、被隔离人员、丧亲者、有精神病史者等特殊群体可能出现的应激问题，给出心理自助、互助的专业解释与建议。

　　本书的出版，希冀于运用专业力量，帮助个体获得心理自助的能力，让每一个家庭成员间彼此有效互助、共御疫情带来的消极影响，重建亲密关系，对于疫情期间社区和家庭单元的联防联控，乃至社会稳定，生活、学习、工作秩序的恢复，都具有重要意义。

出版团队

出版策划人：吕建生　李艳辉　江　燕　栾学东

出版实施人：周　粟　周益群　关雪菁　李向昕　马　洁

封面设计：王　莹　**插画设计：**韩一宁

图书在版编目（CIP）数据

家安心安：新冠肺炎疫情下的家庭心理自助手册 / 方晓义，蔺秀云主编 . —— 北京：北京师范大学出版社 ,2020.3
ISBN 978-7-303-25759-1

Ⅰ . ①家… Ⅱ . ①方… ②蔺… Ⅲ . ①日冕形病毒 – 病毒病 – 肺炎 – 心理疏导 Ⅳ . ① R395.6

中国版本图书馆 CIP 数据核字 (2020) 第 046637 号

家 安 心 安： 新 冠 肺 炎 疫 情 下 的 家 庭 心 理 自 助 手 册
JIAAN XINAN：XINGUANFEIYANYIQINGXIADEJIATINGXINLIZIZHUSHOUCE

印　　刷：北京盛通印刷股份有限公司
经　　销：北京师范大学出版社
开　　本：660mm×980mm　1/16
印　　张：10.75
字　　数：82 千字
版　　次：2020 年 4 月第 1 版
印　　次：2020 年 4 月第 1 次印刷
定　　价：36.00 元

美术编辑：李向昕　｜　责任编辑：关雪菁　｜　责任校对：陈　民
插　　画：韩一宁　｜　装帧设计：王　莹　｜　责任印制：马　洁

北京师范大学出版社

http://xueda.bunp.com
北京市海淀区新街口外大街 19 号
邮政编码：100875
营销中心电话：010-57654735/57654736
高等教育分社：http://xueda.bunp.com